Glukose Revolution Diät-Kochbuch für Anfänger

Essential Low GI Mastery: Anfängerleitfaden zur Blutzuckerkontrolle mit Glucose Revolution

Sarah J. Edward

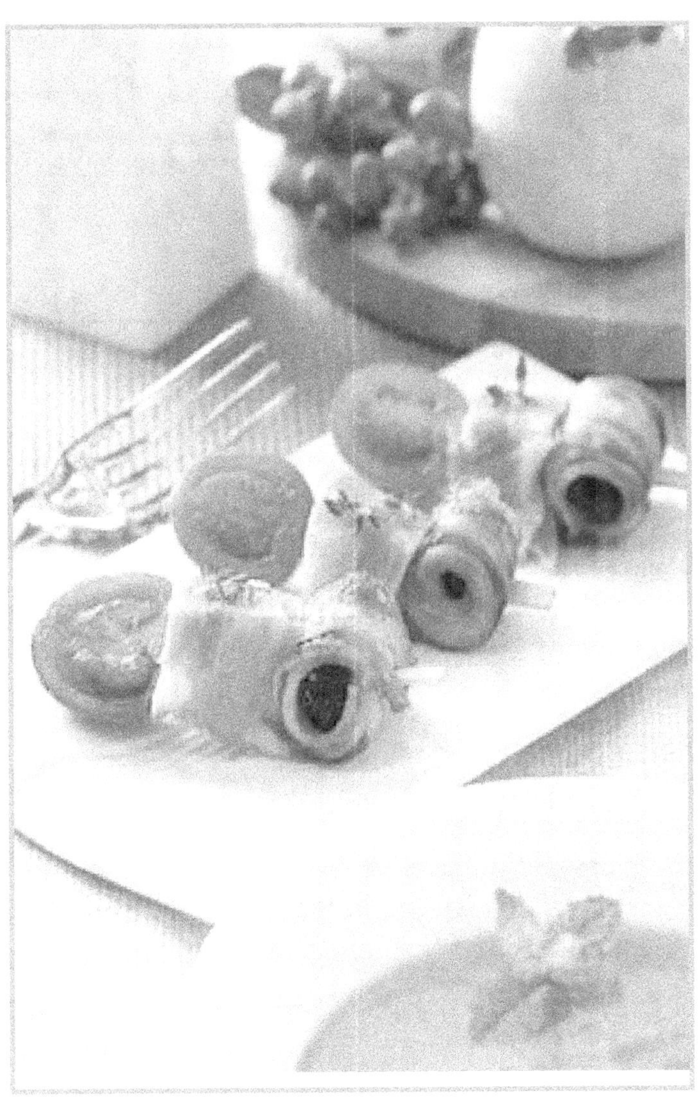

Glucose Revolution Diät-Kochbuch **3**

Inhaltsverzeichnis

Einführung

Hier finden Sie das Glucose Revolution Diät-Kochbuch für Anfänger, Ihren Leitfaden für ein glücklicheres, energiegeladeneres Leben!

Dieses revolutionäre Handbuch ist eine Roadmap für einen glukosefreundlichen, nachhaltigen Lebensstil, der Energie und Glück verspricht, und nicht nur eine Liste von Rezepten.

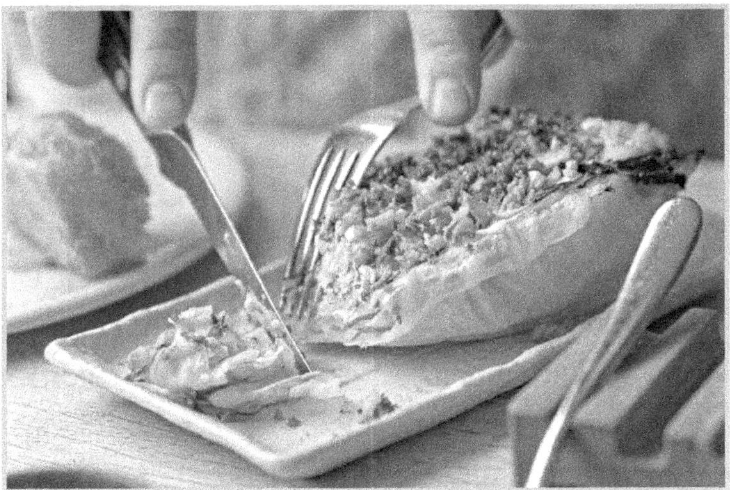

Stellen Sie sich ein Leben vor, in dem jede Mahlzeit nicht nur Ihren Hunger stillt, sondern Ihren Körper auch mit Nährstoffen versorgt, die einen stabilen Blutzuckerspiegel und langanhaltende Energie fördern.

Ihr Tor zu dieser Realität ist dieses Buch. Es vermittelt Ihnen das entscheidende Wissen, um gesundheitsbewusste Entscheidungen zu treffen, indem es Ihnen wichtige Einblicke in die Wissenschaft hinter dem Blutzuckerspiegel liefert.

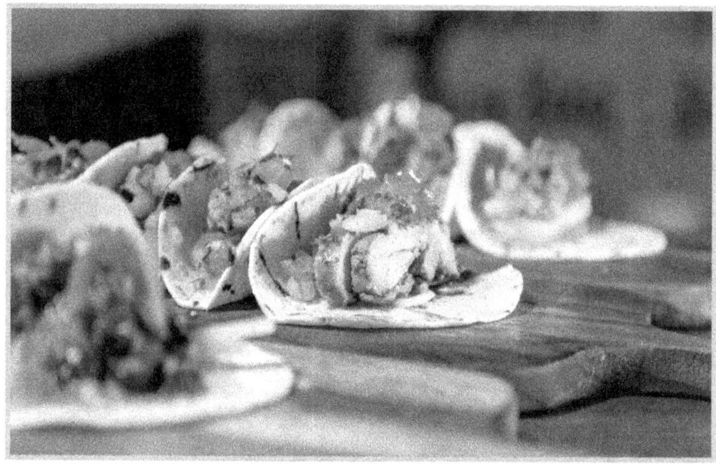

Wir stellen Ihnen Alex vor, ein lebendiges Beispiel für die Wirksamkeit dieses Leitfadens. Alex kämpfte mit schwankenden Energieniveaus und einer unausgewogenen Ernährung und fand auf diesen Seiten etwas Revolutionäres. Das Glucose Revolution Diät-Kochbuch bot nicht nur eine nützliche Essensplanung, sondern veränderte auch Alex' Einstellung zum Essen.

Durch köstliche Gerichte und einen ganzheitlichen Ansatz gelang es Alex, seinen Blutzucker zu stabilisieren und neue Lebensfreude zu entdecken.

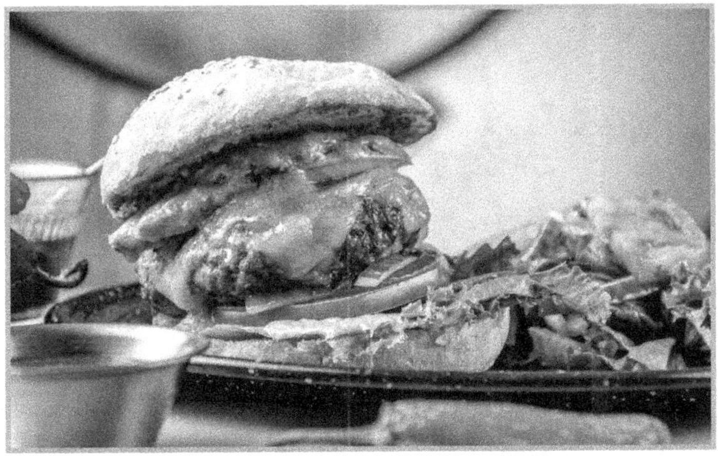

Kommen Sie mit uns auf diese Reise, bei der jede Seite den Schlüssel zu einem glücklicheren und gesünderen Menschen offenbart und jede Mahlzeit zu einem Fest des Wohlbefindens wird. Hier beginnt Ihre Reise – auf den Seiten des Glucose Revolution Diät-Kochbuchs, wo die Freude am köstlichen Leben und die Kraft gesunder Ernährung aufeinandertreffen.

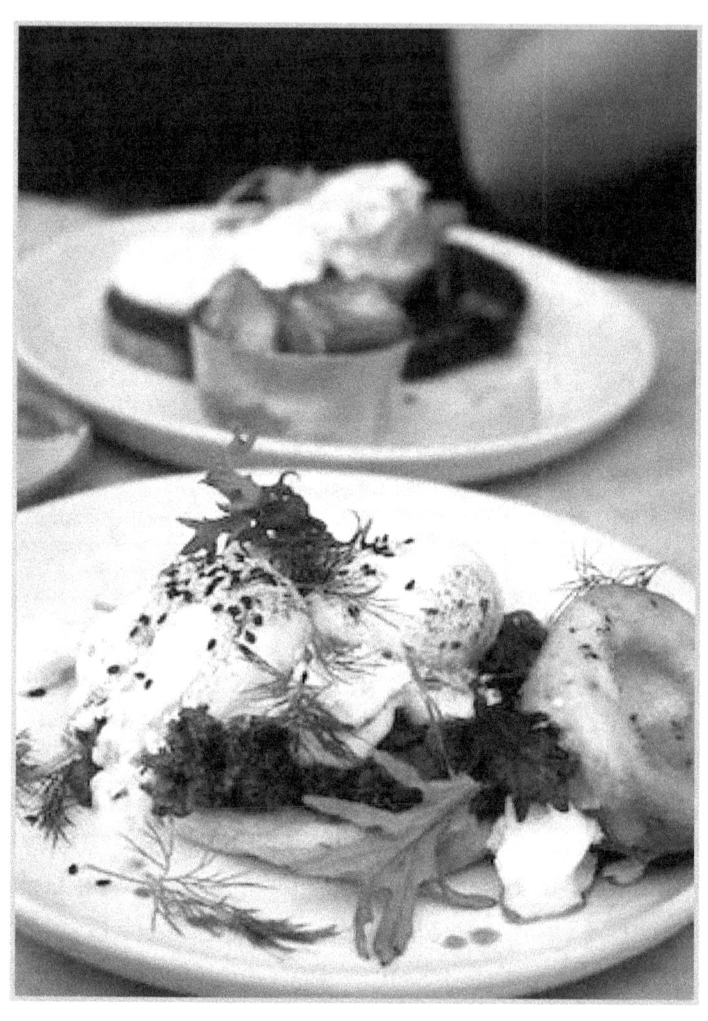

Kapitel 1

Die Glukose-Revolution verstehen

Blutzucker verstehen

Der Blutzuckerspiegel, umgangssprachlich oft als Blutzucker bezeichnet, ist ein wesentlicher Faktor für die Erhaltung der allgemeinen Gesundheit und des Wohlbefindens. Es ist eine lebenswichtige Energiequelle für die Körperzellen und gibt die Menge an Zucker (Glukose) im Blut an. Die Blutzuckerkontrolle ist für viele physiologische Prozesse unerlässlich.

Glukose, die in den Kreislauf gelangt, wird vom Verdauungssystem aus den Chemikalien, die wir essen, insbesondere Kohlenhydraten, produziert. Als Reaktion darauf schüttet die Bauchspeicheldrüse das Hormon Insulin aus, das die Aufnahme und zelluläre Nutzung von

Glukose zur Energiegewinnung unterstützt. Um das Energieniveau aufrechtzuerhalten und Probleme zu vermeiden, ist dieses sorgfältige Gleichgewicht erforderlich.

Ungleichgewichte des Blutzuckerspiegels wie Hypoglykämie (niedriger Blutzucker) oder Hyperglykämie (hoher Blutzucker) können schwerwiegende gesundheitliche Folgen haben. Die Blutzuckerregulierung stellt bei chronischen Krankheiten wie Diabetes ein ständiges Problem dar und unterstreicht die Notwendigkeit, diesen Bestandteil der menschlichen Physiologie zu verstehen und zu kontrollieren.

Durch das Verständnis der Dynamik des Blutzuckerspiegels können Menschen fundierte Ernährungsentscheidungen treffen, sich ausreichend körperlich betätigen und Lebensstilaktivitäten nachgehen, die ihr allgemeines Wohlbefinden verbessern. Auf dieser Grundidee basieren Initiativen wie die Glucose-Revolution-Diät, die einen gesünderen und achtsameren Ansatz zur Kontrolle des Blutzuckers für eine längere Vitalität fördern.

Bedeutung des Blutzuckerspiegels

Für die allgemeine Gesundheit und das Wohlbefinden ist es wichtig, den Blutzuckerspiegel auf einem angemessenen Niveau zu halten. Die Aufrechterhaltung physiologischer Prozesse und die Vermeidung gesundheitlicher Probleme hängen maßgeblich von diesem komplexen Blutzuckerhaushalt ab. Die folgenden Elemente sind entscheidend, um die Bedeutung des Blutzuckerspiegels hervorzuheben:

<u>Energieregulierung:</u> Die Körperzellen beziehen ihre Energie hauptsächlich aus Blutzucker. Die Aufrechterhaltung eines konstanten Niveaus garantiert eine zuverlässige und effektive Energiequelle, die sowohl die geistige als auch die körperliche Aktivität unterstützt.

<u>Gehirnfunktion:</u> Das Gehirn nutzt Glukose in großem Umfang für kognitive Prozesse. Ein ausreichender Blutzuckerspiegel ist für geistige Klarheit, Gedächtnis und Konzentration notwendig. Stimmung, Konzentration und Entscheidungsfindung werden alle von Schwankungen beeinflusst.

<u>Stoffwechselgesundheit</u>: Ein gut regulierter Stoffwechsel wird durch einen ausgeglichenen Blutzuckerspiegel ermöglicht. Dies hilft bei der Gewichtskontrolle und verringert das Risiko von Stoffwechselerkrankungen wie Diabetes. Anhaltend erhöhte Werte können zu Typ-2-Diabetes und Insulinresistenz führen.

<u>Hypoglykämie vorbeugen</u>: Niedriger Blutzucker oder Hypoglykämie kann zu Müdigkeit, Benommenheit und in extremen Situationen zu Bewusstlosigkeit führen. Die Aufrechterhaltung eines angemessenen Gleichgewichts beugt diesen negativen Folgen vor und gewährleistet einen gleichmäßigen Glukosefluss zu lebenswichtigen Organen.

<u>Herz-Kreislauf-Gesundheit:</u> Im Laufe der Zeit kann ein hoher Blutzuckerspiegel ein Faktor für Herz-Kreislauf-Probleme sein. Es erhöht das Risiko für Herzerkrankungen und Schlaganfälle und fördert die Bildung von arteriellen Plaques.

<u>Hormonhaushalt:</u> Insulin und Glucagon, die Hormone, die den Blutzucker kontrollieren, werden als Reaktion auf den Blutzuckerspiegel ausgeschüttet. Das präzise Zusammenspiel dieser Hormone wird durch ausgeglichene Spiegel aufrechterhalten, was vor Insulinresistenz und Ungleichgewichten schützt.

<u>Langzeitkomplikationen vorbeugen:</u> Im Laufe der Zeit können durch anhaltend erhöhte Blutzuckerwerte Probleme entstehen, die Nieren, Nerven, Augen und andere Organe betreffen. Es ist wichtig, Diabetes richtig zu behandeln, um Komplikationen durch die Krankheit zu vermeiden.

Körperliche Ausdauer: Menschen, die regelmäßig Sport treiben, insbesondere Sportler, profitieren von einem stabilen Blutzuckerspiegel. Richtig ernährte Muskeln erbringen eine bessere Leistung, haben mehr Ausdauer und helfen dem Körper, sich von der Aktivität zu erholen.

Stimmungsstabilität: Neurotransmitter, die die Stimmung steuern, werden vom Blutzuckerspiegel beeinflusst. Eine stabile Haltung kann sich positiv auf die psychische Gesundheit auswirken und die Wahrscheinlichkeit von Stimmungsschwankungen verringern.

Auswirkungen auf die allgemeine Gesundheit

Die Aufrechterhaltung eines angemessenen Blutzuckerspiegels hat weitreichende Auswirkungen, die weit über die Behandlung von Diabetes hinausgehen. Die allgemeine Gesundheit profitiert erheblich von einer glukosefreundlichen und ausgewogenen Ernährung. Ein konstanter Blutzuckerspiegel ermöglicht ein langanhaltendes Energieniveau, das die Konzentration und geistige Klarheit steigert.

Diese Essgewohnheiten haben auch einen erheblichen Einfluss auf die Gewichtskontrolle und verringern das Risiko von Fettleibigkeit und den damit verbundenen Folgen. Der Einfluss der Glukose-Revolution auf die Insulinsensitivität verbessert die Herz-Kreislauf-Gesundheit, indem das Risiko von Herzerkrankungen verringert wird.

Darüber hinaus ist ein konstanter Blutzuckerspiegel mit einem glücklicheren und weniger stressigen Leben verbunden. Reduzierte Blutzuckerschwankungen können zu einem stabileren Energieniveau führen, was ihre Fähigkeit verbessert, alltägliche Hindernisse zu bewältigen.

Mit der Zeit kann ein glukosefreundlicher Lebensstil dazu beitragen, chronische Krankheiten zu vermeiden, indem er den Grundstein für dauerhafte Gesundheit und Vitalität legt.

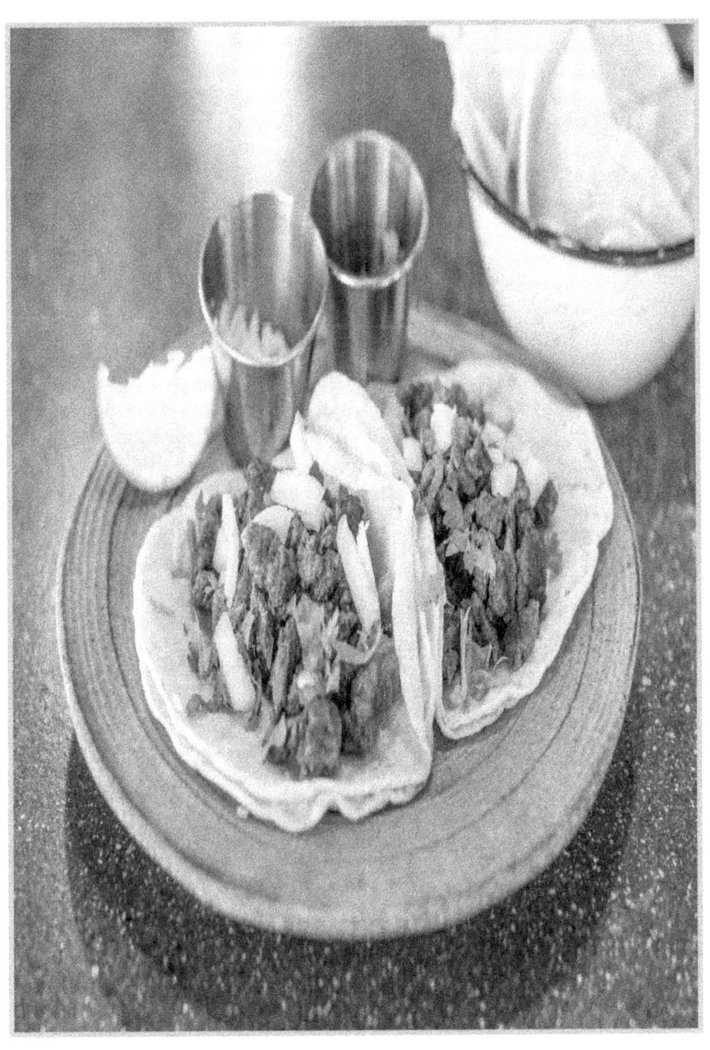

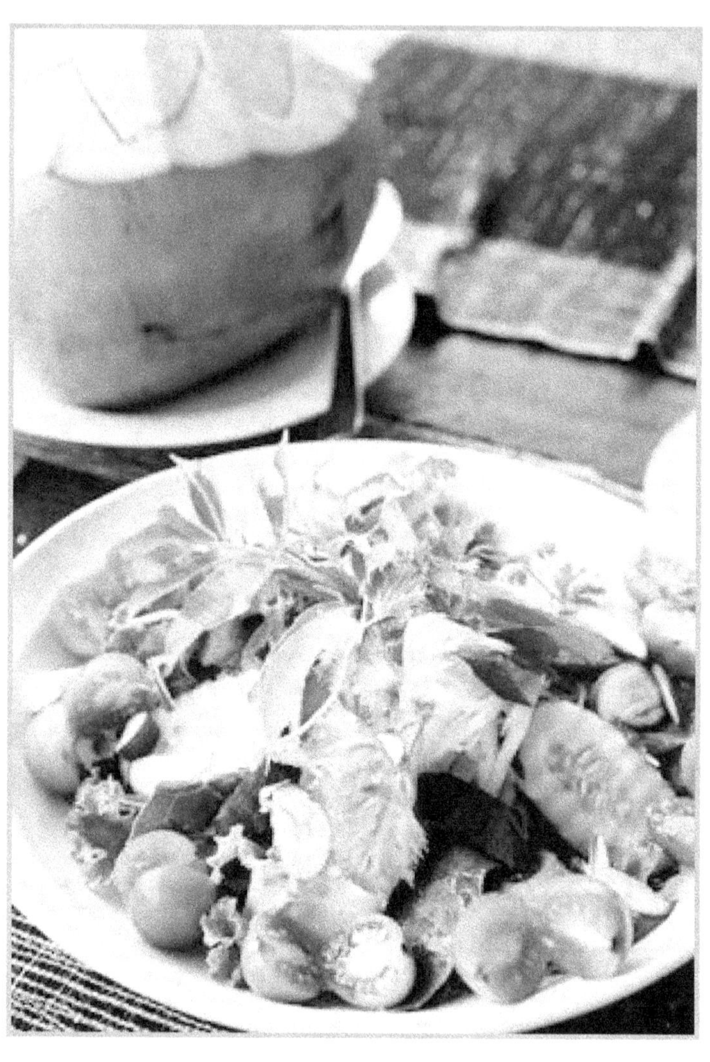

Kapitel 2

Aufbau einer glukosefreundlichen Ernährung

Übersicht über wesentliche Nährstoffe

Bei der Erstellung einer Glucose-Revolution-Diät ist es wichtig, sich auf die Schlüsselnährstoffe zu konzentrieren, die für die Blutzuckerregulierung und die allgemeine Gesundheit von entscheidender Bedeutung sind.

1. Richtiges Kohlenhydratgleichgewicht:

- Wählen Sie komplexe Kohlenhydrate statt raffinierter.
- Der Schwerpunkt liegt auf ballaststoffreichen Quellen zur langfristigen Energiegewinnung.

2. Proteine reduzieren:

- Einschließlich magerer Proteine, um die Stärke Ihrer Muskeln zu erhalten und das Sättigungsgefühl zu fördern.
- Untersuchung verschiedener Proteinquellen, darunter Fisch, Tofu, Huhn und Hülsenfrüchte.

3. Gute Fette:

- Wählen Sie ungesättigte Fette, die in Avocados, Mandeln und Olivenöl enthalten sind.
- Für die Herzgesundheit ist ein Gleichgewicht zwischen Omega-3- und Omega-6-Fettsäuren erforderlich.

4. Mineralien und Vitamine:

- Gewährleistung einer großen Vielfalt an lebendigem Obst und Gemüse, die eine Fülle an Mikronährstoffen liefert.
- Hervorhebung der Bedeutung essentieller Mineralien wie Magnesium und Vitamine wie C und D.

5. Bleiben Sie hydriert:

- Hervorheben, wie wichtig Wasser für die Aufrechterhaltung einer gesunden Flüssigkeitszufuhr und die Unterstützung der Stoffwechselfunktionen ist.

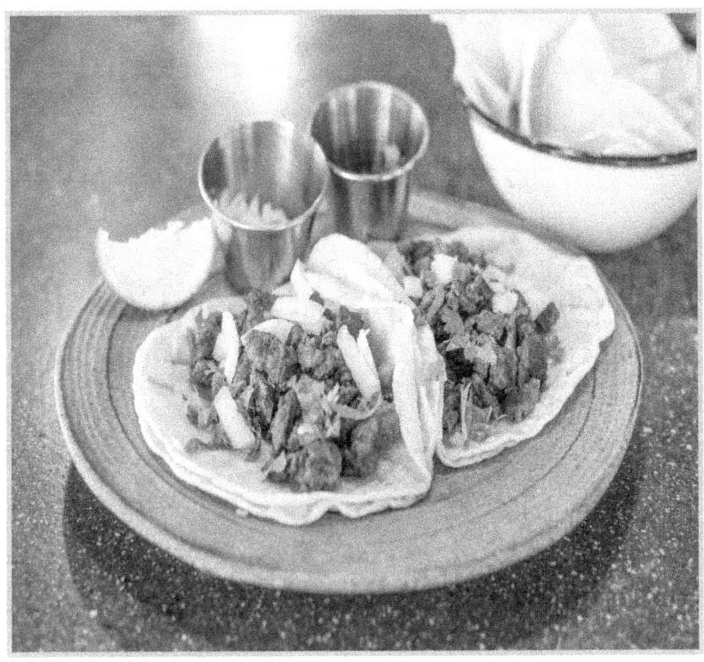

Kapitel 3

Erstellen Sie Ihre Glucose-Revolution-Diät

Die richtigen Kohlenhydrate auswählen

Für eine ausgewogene, nährstoffreiche Ernährung ist die richtige Kohlenhydratauswahl unerlässlich. Wählen Sie komplexe Kohlenhydrate gegenüber einfachem Zucker, der in Vollkornprodukten, Hülsenfrüchten und Gemüse enthalten ist. Diese komplexen Kohlenhydrate tragen zur Aufrechterhaltung einer gesunden Verdauung bei, helfen bei der Kontrolle des Blutzuckerspiegels und liefern lang anhaltende Energie.

Um nährstoffreiche, langsam freigesetzte Kohlenhydrate zu erhalten, versuchen Sie, Quinoa, braunen Reis, Süßkartoffeln und Hafer in Ihre Mahlzeiten aufzunehmen. Raffinierte und verarbeitete Kohlenhydrate, einschließlich Weißbrot und zuckerhaltige Snacks, sollten vermieden werden, da sie zu starken Anstiegen und Abfällen des Blutzuckers führen können. Bevorzugen Sie ballaststoffreiche Lebensmittel, um das Sättigungsgefühl und die allgemeine Gesundheit zu steigern.

Gesunde Fette für nachhaltige Energie

Um das Energieniveau aufrechtzuerhalten und das allgemeine Wohlbefinden zu steigern, ist der Verzehr der richtigen Fette erforderlich. Fette werden oft mit Gewichtsproblemen in Verbindung gebracht, sind aber auch für ein gesundes und ausgeglichenes Leben unerlässlich. Nachfolgend finden Sie einen Überblick über gute Fette und ihre Vorteile:

1. Fette nicht gesättigt:

- In Mandeln, Avocados und Olivenöl enthalten.
- Erhält die Herzgesundheit und hilft bei der Regulierung des Blutzuckers.
- Gibt im Laufe des Tages allmählich Energie ab.

2. Mehrfach ungesättigte Fette:

- Beispiele für Fettsäuren sind Omega-3 und Omega-6.
- Kommt in Walnüssen, Leinsamen und fettem Fisch vor.
- Hilft, das Energieniveau aufrechtzuerhalten, Entzündungen zu reduzieren und die Gehirnfunktion zu unterstützen.

3. Fettsäuren Omega-3:

- Bekannt für ihre Fähigkeit, das Gehirn zu stärken.
- In Algen, Lachs und Chiasamen enthalten.
- Trägt zur Aufrechterhaltung der Energiestabilität und der kognitiven Funktion bei.

4. Mäßige Aufnahme gesättigter Fette:

- Moderate Mengen finden sich in Milchprodukten, magerem Fleisch und Kokosöl.
- Von entscheidender Bedeutung für die Hormonsynthese und die Zellstruktur.
- Der Energiestoffwechsel wird durch einen ausgewogenen Verzehr unterstützt.

5. MCTs oder mittelkettige Triglyceride:

- In mehreren Milchprodukten und Kokosnussöl enthalten.
- Wird vom Körper schnell in Energie umgewandelt.
- Perfekt für alle, die eine schnell wirkende, langanhaltende Energiequelle suchen.

6. Avocado:

- Reichlich an Ballaststoffen, einfach ungesättigten Fetten und anderen Nährstoffen.
- Steigert das Sättigungsgefühl und fördert ein gleichmäßiges Energieniveau.

- Anpassbar und für zahlreiche Rezepte geeignet.

7. Samen und Nüsse:

- Gute Quellen sind Leinsamen, Chiasamen und Mandeln.
- Bieten Sie eine Mischung aus Ballaststoffen, Proteinen und gesunden Fetten an.
- Steigern Sie die Vitalität und fördern Sie das Sättigungsgefühl.

8. Olivenöl

- Reich an Antioxidantien und einfach ungesättigten Fetten.
- Unterstützt die Herz-Kreislauf-Gesundheit und sorgt für eine gleichmäßige Energiefreisetzung.
- Eignet sich zum Zubereiten von Speisen oder als Salatdressing.

Kapitel 4

Frühstücksfreuden

Energetisierende Morgenrezepte

1. Grüner Power-Smoothie

Zutaten:

- 1 Tasse Spinat
- 1/2 Banane
- 1/2 Tasse griechischer Joghurt
- 1/2 Tasse Mandelmilch
- 1 Esslöffel Chiasamen

Vorbereitungsmethode:

- Alle Zutaten glatt rühren.

Nährwert:

- Reich an Ballaststoffen, Vitaminen und Proteinen.

Kochzeit:

- 5 Minuten

2. Quinoa-Frühstücksschüssel

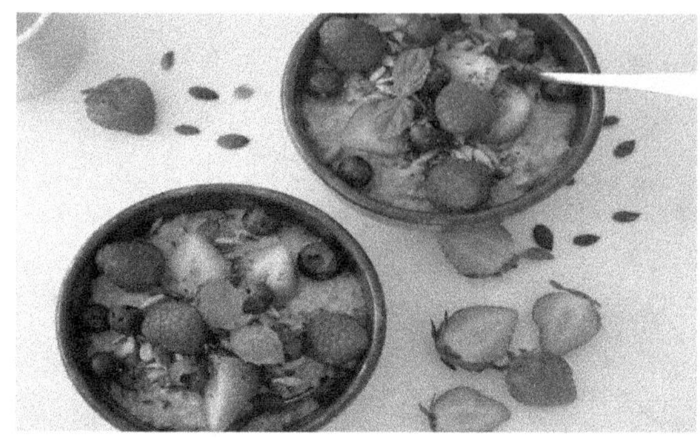

<u>Zutaten</u>:

- 1/2 Tasse gekochte Quinoa
- 1/4 Tasse Beeren
- 1 Esslöffel Honig
- 2 Esslöffel gehackte Nüsse

<u>Vorbereitungsmethode</u>:

- Quinoa, Beeren, Honig vermischen und mit Nüssen belegen.

<u>Nährwert:</u>

- Vollgepackt mit Antioxidantien
- Faser
- Essentielle Nährstoffe.

<u>Kochzeit:</u>

- 10 Minuten

3. Avocado-Toast mit pochiertem Ei

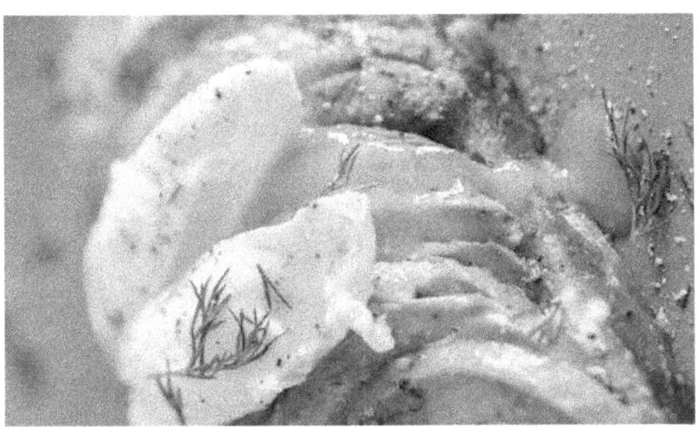

<u>Zutaten</u>:
- 1 Scheibe Vollkornbrot
- 1/2 Avocado
- 1 pochiertes Ei
- Salz und Pfeffer nach Geschmack

<u>Vorbereitungsmethode</u>:
- Brot toasten, Avocado darauf verteilen und mit einem pochierten Ei belegen.

<u>Nährwert</u>:
- Gesunde Fette
- Eiweiß

- Komplexe Kohlenhydrate.

<u>Kochzeit</u>: 15 Minuten

4. Chia-Samen-Pudding

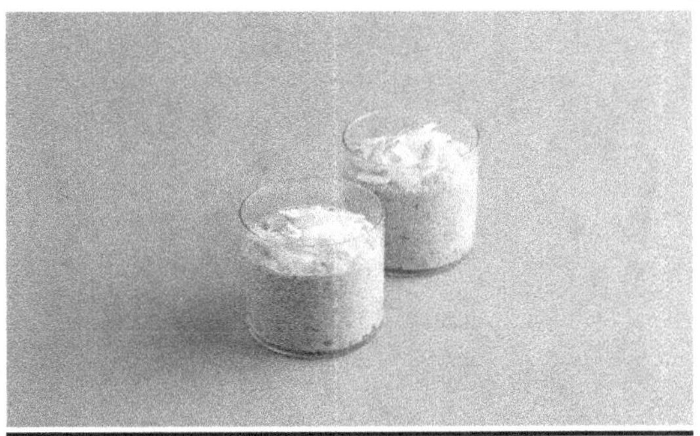

<u>Zutaten</u>:

- 2 Esslöffel Chiasamen
- 1/2 Tasse Mandelmilch
- 1/4 Teelöffel Vanilleextrakt
- Frisches Obst zum Garnieren

<u>Vorbereitungsmethode</u>:

1. Chiasamen, Mandelmilch und Vanille mischen; über Nacht kühl stellen.
2. Vor dem Servieren mit frischem Obst belegen.

<u>Nährwert:</u>

- Reich an Omega-3-Fettsäuren und Ballaststoffen.

<u>Kochzeit</u>:

- Über Nacht

5. Haferflocken mit Beeren und Mandeln

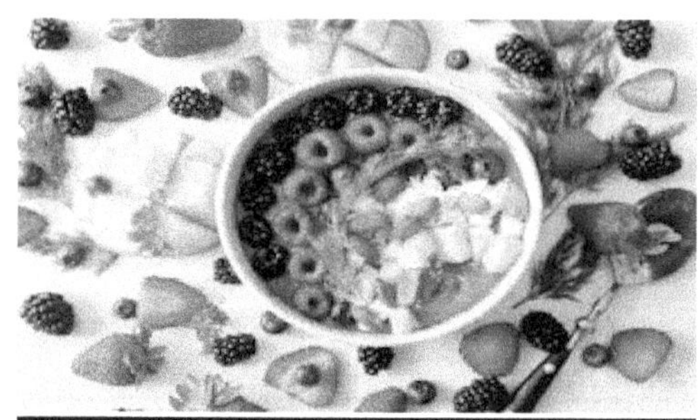

Zutaten:
- 1/2 Tasse Haferflocken
- 1/2 Tasse Beeren
- 1 Esslöffel Mandelscheiben
- 1 Teelöffel Honig

Vorbereitungsmethode:
- Haferflocken kochen, mit Beeren und Mandeln belegen und mit Honig beträufeln.

Nährwert:
- Hafer liefert nachhaltige Energie
- Antioxidantien
- Eiweiß.

Kochzeit:
- 7 Minuten

6. Perfekter griechischer Joghurt

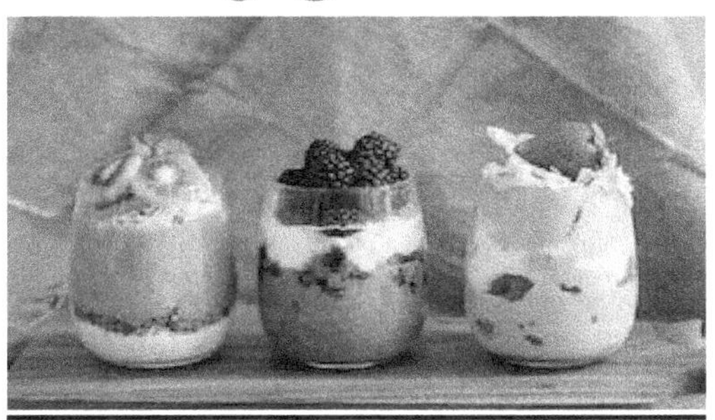

<u>Zutaten</u>:

- 1 Tasse griechischer Joghurt
- 1/2 Tasse Müsli
- 1/4 Tasse gemischte Beeren
- 1 Esslöffel Honig

<u>Vorbereitungsmethode</u>:

1. Joghurt, Müsli und Beeren in ein Glas schichten.
2. Mit Honig beträufeln.

<u>Nährwert:</u>

- Hoher Proteingehalt
- Probiotika
- Antioxidantien.

<u>Kochzeit</u>:

- 5 Minuten

7. Süßkartoffel-Puten-Hash

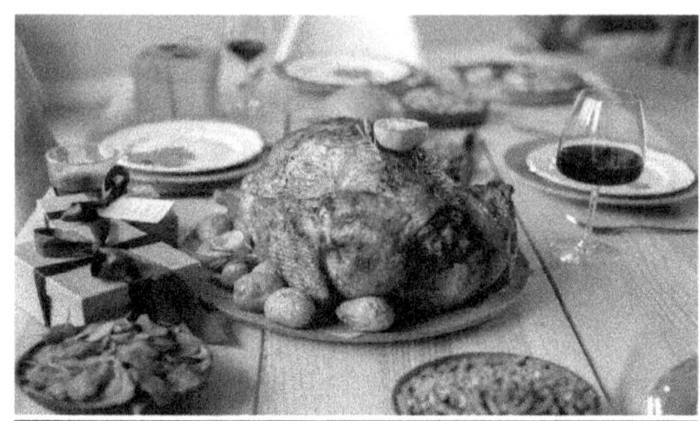

Zutaten:

- 1 mittelgroße Süßkartoffel, gewürfelt
- 1/2 Tasse gemahlener Truthahn
- 1/4 Tasse Paprika, gehackt
- 1 Esslöffel Olivenöl

Vorbereitungsmethode:

1. Süßkartoffel, Truthahn und Paprika in Olivenöl anbraten, bis sie gar sind.

Nährwert:

- Ausgewogene Kohlenhydrate
- Mageres Eiweiß
- Vitamine.

Kochzeit: 20 Minuten

8. Eiweiß-Gemüse-Rührei

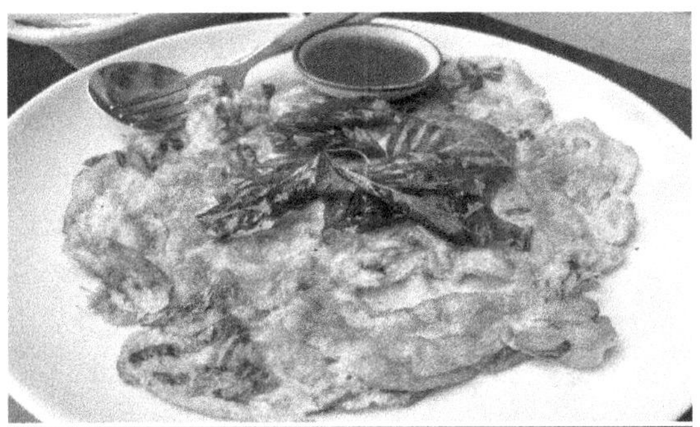

Zutaten:

- 3 Eiweiß
- 1/2 Tasse gemischtes Gemüse (Spinat, Tomaten, Paprika)
- 1 Teelöffel Olivenöl

Vorbereitungsmethode:

- Gemüse in Olivenöl kochen, Eiweiß hinzufügen und verrühren, bis es gar ist.

Nährwert:

- Wenig Kalorien
- Zu viel Eiweiß
- Vitamine.

Kochzeit:

- 10 Minuten

9. Bananen-Nuss-Overnight-Oats

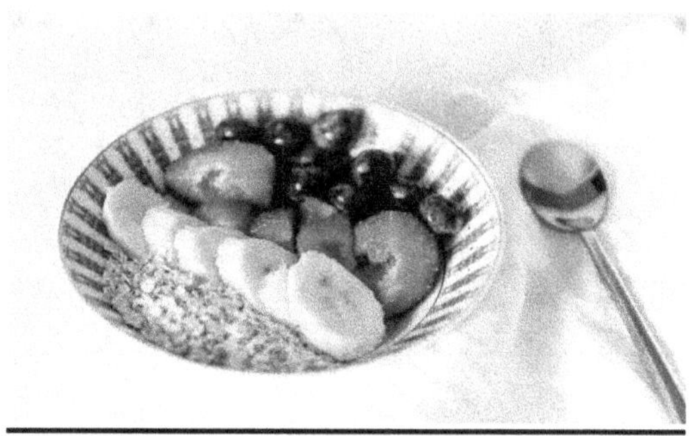

Zutaten:
- 1/2 Tasse Haferflocken
- 1/2 Tasse Mandelmilch
- 1/2 Banane, in Scheiben geschnitten
- 1 Esslöffel gehackte Nüsse

Vorbereitungsmethode:
1. Haferflocken, Mandelmilch und Banane vermischen; über Nacht kühl stellen.
2. Mit gehackten Nüssen belegen.

Nährwert:
- Gute Ballaststoffquelle
- Kalium
- Gesunde Fette.

Kochzeit:
- Über Nacht

10. Schüssel mit Hüttenkäse und Ananas

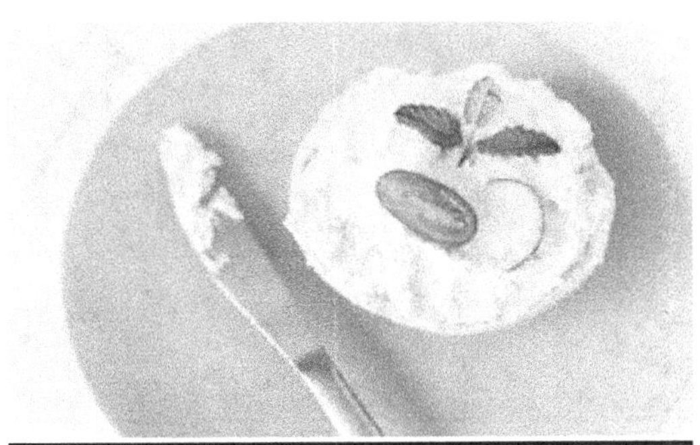

Zutaten:
- 1 Tasse fettarmer Hüttenkäse
- 1/2 Tasse frische Ananasstücke
- 1 Esslöffel Leinsamen

Vorbereitungsmethode:
- Hüttenkäse und Ananas mischen, mit Leinsamen bestreuen.

Nährwert:
- Reich an Protein
- Vitamin C
- Omega-3-Fettsäuren.

Kochzeit:
- 5 Minuten

11. Spinat-Feta-Omelett

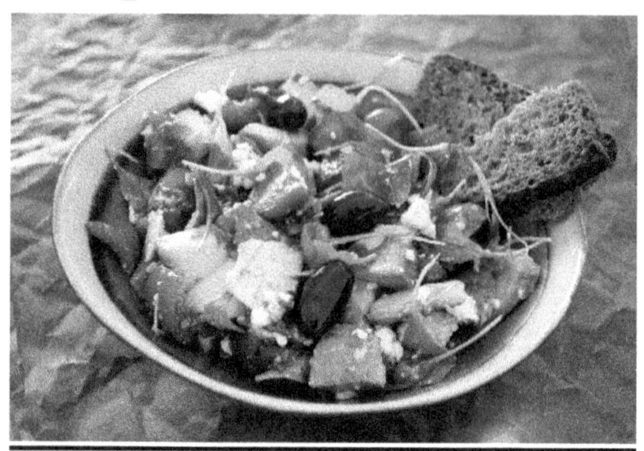

Zutaten:

- 2 Eier
- Eine Handvoll frischer Spinat
- 2 Esslöffel zerbröckelter Feta-Käse

Vorbereitungsmethode:

1. Eier verquirlen, mit Spinat in eine Pfanne geben
2. Mit Feta belegen und nach dem Garen unterheben.

Nährwert:

- Vollgepackt mit essentiellen Vitaminen und Mineralstoffen.

Kochzeit:

- 8 Minuten

12. Erdnussbutter-Bananen-Wrap

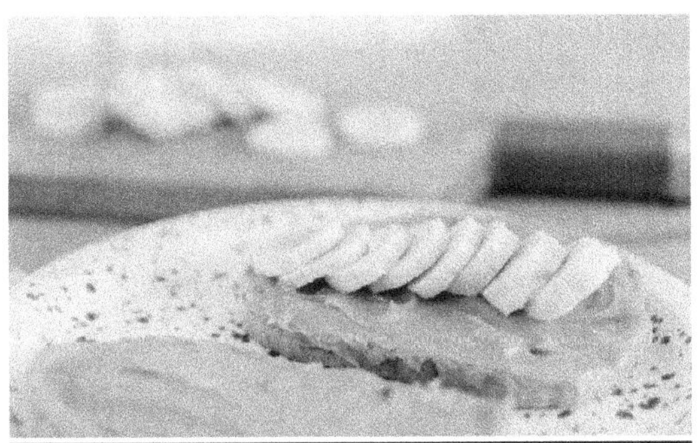

<u>Zutaten</u>:

- 1 Vollkornwickel
- 2 Esslöffel Erdnussbutter
- 1 Banane, in Scheiben geschnitten

<u>Vorbereitungsmethode</u>:

1. Erdnussbutter auf dem Wrap verteilen
2. Bananenscheiben hinzufügen
3. Aufrollen.

<u>Nährwert</u>:

- Gute Proteinbalance
- Gesunde Fette
- Kalium.

<u>Kochzeit</u>:

- 5 Minuten

13. Beeren-Protein-Pfannkuchen

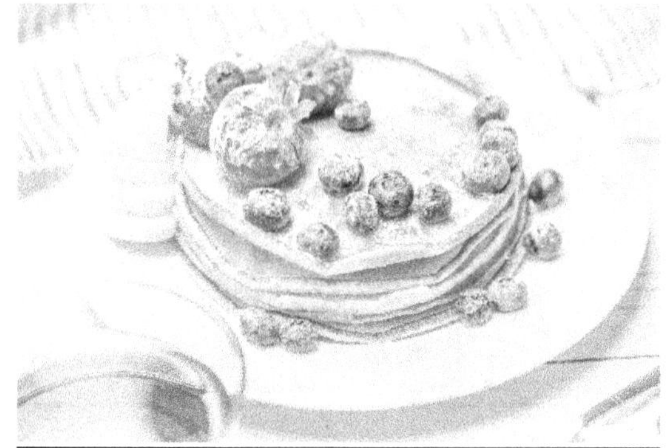

<u>Zutaten</u>:

- 1/2 Tasse Vollkornmehl
- 1 Messlöffel Vanille-Proteinpulver
- 1/2 Tasse Mandelmilch
- Eine Handvoll gemischte Beeren

<u>Vorbereitungsmethode</u>:

1. Mehl, Proteinpulver und Milch mischen; als Pfannkuchen kochen.
2. Mit Beeren belegen.

<u>Nährwert</u>:

- Proteinreich mit Antioxidantien und Ballaststoffen.

<u>Kochzeit</u>:

- 15 Minuten

14. Mango-Kokos-Chia-Pudding

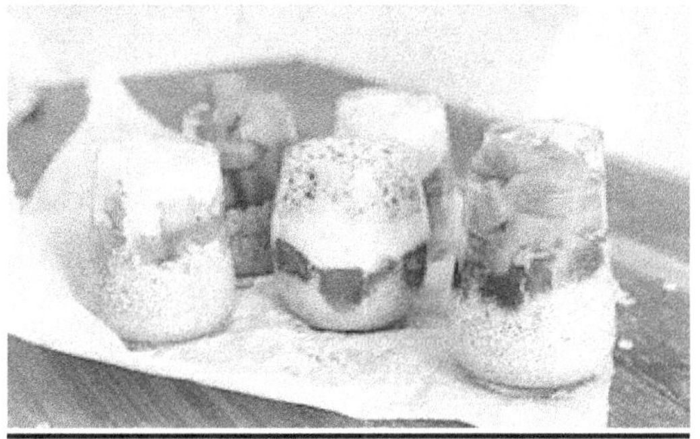

<u>Zutaten</u>:

- 3 Esslöffel Chiasamen
- 1/2 Tasse Kokosmilch
- 1/2 Tasse Mangostücke

<u>Vorbereitungsmethode</u>:

1. Chiasamen, Kokosmilch und Mango vermischen;
2. Bis zum Festwerden im Kühlschrank aufbewahren.

<u>Nährwert</u>:

- Omega-3-Fettsäuren
- Faser
- Tropische Aromen.

<u>Kochzeit</u>: 2 Stunden (Abbindezeit)

15. Apfel-Zimt-Quinoa-Bowl

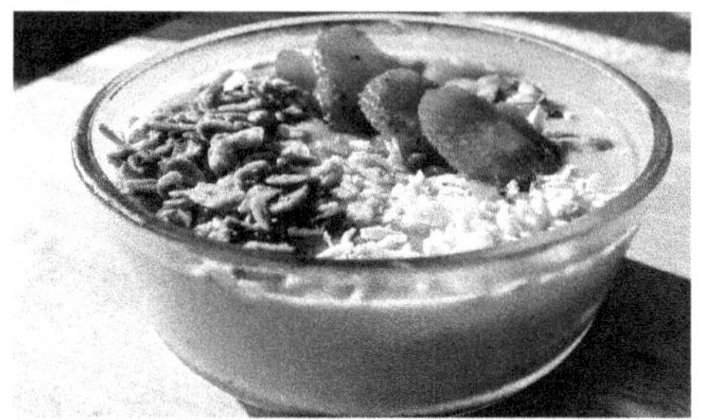

Zutaten:

- 1/2 Tasse gekochte Quinoa
- 1 Apfel, gewürfelt
- 1/2 Teelöffel Zimt
- 1 Esslöffel Mandelbutter

Vorbereitungsmethode:

1. Quinoa, Apfel und Zimt mischen;
2. Mit Mandelbutter belegen.

Nährwert:

- Faser
- Vitamine
- Gesunde Fette.

Kochzeit:

- 10 Minuten

Schnelle und nährstoffreiche Optionen

1. Energetisierender Avocado-Toast

Zutaten:

- Vollkornbrot
- Reife Avocado
- Kirschtomaten
- Olivenöl
- Salz und Pfeffer

Vorbereitungsmethode:

1. Das Vollkornbrot toasten.
2. Die reife Avocado zerdrücken und auf dem Toast verteilen.
3. Mit geschnittenen Kirschtomaten belegen.
4. Mit Olivenöl beträufeln und mit Salz und Pfeffer würzen.

Nährwert:

- Reich an Ballaststoffen, gesunden Fetten und Vitaminen.
- Bietet nachhaltige Energie.

Kochzeit: 10 Minuten

2. Proteinreicher griechischer Joghurt Perfekt

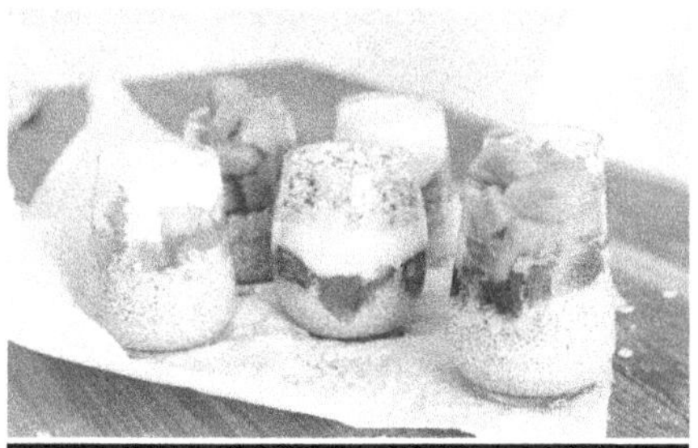

<u>Zutaten</u>:
- griechischer Joghurt
- Gemischte Beeren
- Granola
- Honig

<u>Vorbereitungsmethode</u>:
1. Griechischen Joghurt in ein Glas schichten.
2. Gemischte Beeren und Müsli hinzufügen.
3. Wiederholen Sie die Schichten.
4. Mit Honig beträufeln.

<u>Nährwert</u>:
- Reich an Proteinen, Antioxidantien und Ballaststoffen.
- Unterstützt die Gesundheit des Verdauungssystems.

<u>Kochzeit:</u> 5 Minuten

3. Gemüseomelett

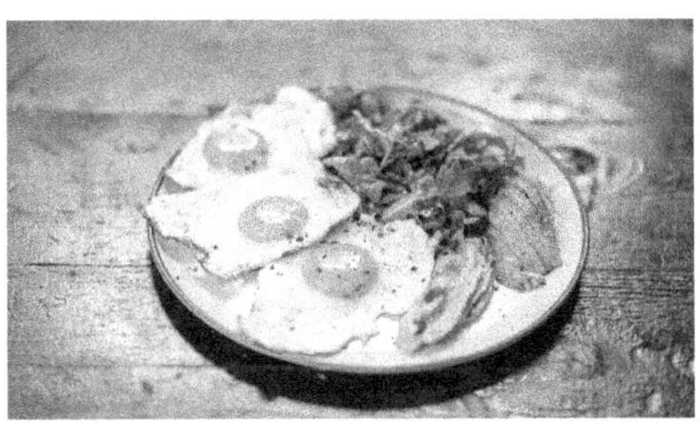

<u>Zutaten</u>:
- Eier
- Spinat
- Tomaten
- Zwiebeln
- Paprika
- Feta Käse

<u>Vorbereitungsmethode</u>:
1. Eier verquirlen und in eine erhitzte Pfanne gießen.
2. Gehacktes Gemüse und Feta-Käse hinzufügen.
3. Kochen, bis die Eier fest sind.

<u>Nährwert</u>:
- Proteinreich mit Vitaminen und Mineralstoffen.
- Unterstützt die Muskelgesundheit.

<u>Kochzeit</u>: 15 Minuten

4. Quinoa-Salatschüssel

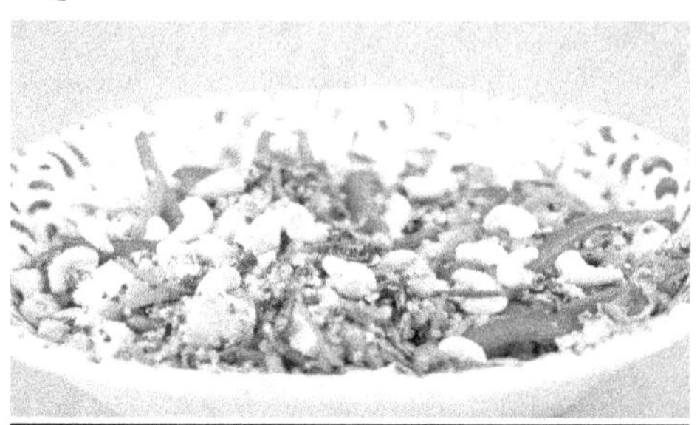

Zutaten:

- Gekochte Quinoa
- Kichererbsen
- Gurke
- rote Zwiebel
- Feta Käse
- Olivenöl

Vorbereitungsmethode:

1. Quinoa, Kichererbsen, gehackte Gurke, rote Zwiebeln und Feta vermischen.
2. Mit Olivenöl beträufeln.

Nährwert:

- Reich an pflanzlichem Protein und Ballaststoffen.
- Bietet wichtige Nährstoffe.

Kochzeit: 20 Minuten (für Quinoa)

5. Chia-Samen-Pudding

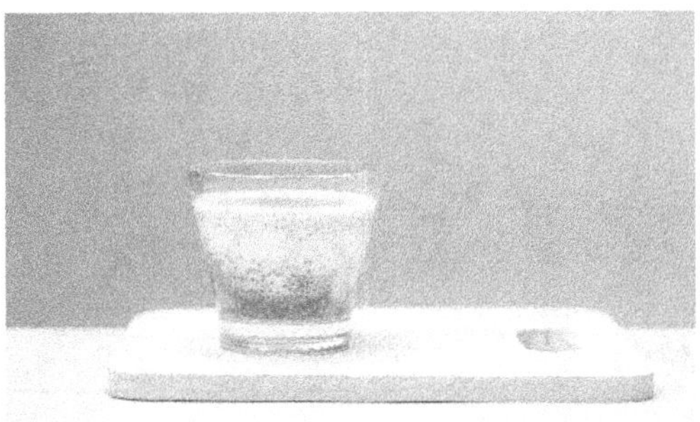

<u>Zutaten</u>:

- Chiasamen
- Mandelmilch
- Beeren
- Ahornsirup

<u>Vorbereitungsmethode:</u>

1. Chiasamen und Mandelmilch vermischen.
2. Über Nacht kühl stellen.
3. Mit Beeren und einem Schuss Ahornsirup belegen.

<u>Nährwert</u>:

- Reich an Omega-3-Fettsäuren und Antioxidantien.
- Unterstützt die Herzgesundheit.

<u>Kochzeit</u>: 5 Minuten (plus Abkühlen über Nacht)

6. Truthahn-Gemüse-Wrap

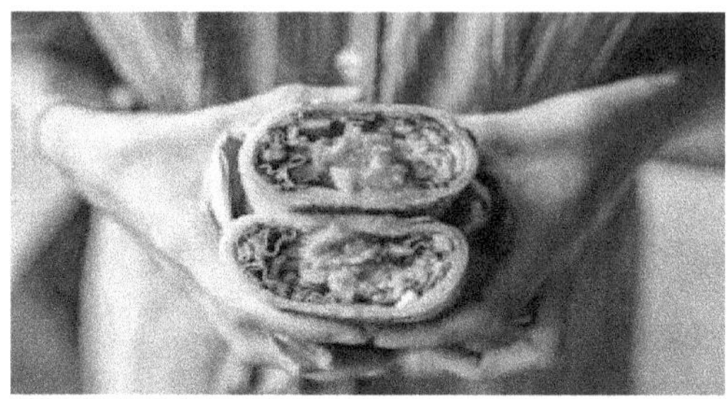

Zutaten:

- Vollkornwickel
- Geschnittener Truthahn
- Avocado
- Kopfsalat
- Tomate

Vorbereitungsmethode:

1. Truthahn, Avocado, Salat und Tomate auf einen Wrap schichten.
2. Fest aufrollen.

Nährwert:

- Mageres Protein und reich an Ballaststoffen.
- Bietet eine schnelle und sättigende Mahlzeit.

Kochzeit: 10 Minuten

7. Lachs- und Spargelfolienpackung

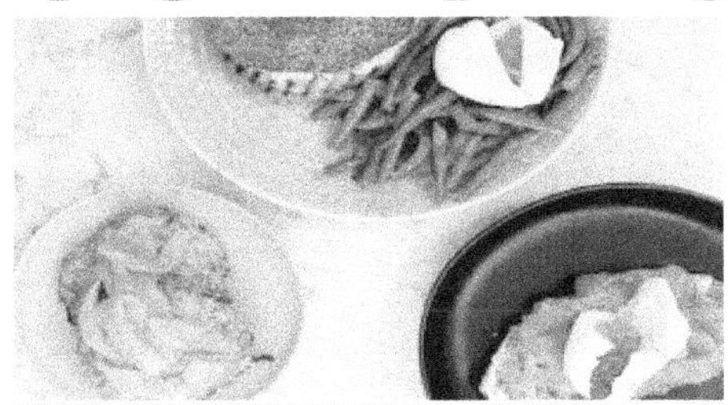

<u>Zutaten</u>:
- Lachsfilet
- Spargel
- Zitrone
- Olivenöl
- Knoblauch

<u>Vorbereitungsmethode</u>:
1. Lachs und Spargel auf Folie legen.
2. Mit Olivenöl, Zitrone und gehacktem Knoblauch beträufeln.
3. Verschließen und backen.

<u>Nährwert:</u>
1. Omega-3-Fettsäuren für die Gesundheit des Gehirns.
2. Reich an Vitaminen und Mineralstoffen.

<u>Kochzeit</u>: 20 Minuten

8. Mango-Grünkohl-Smoothie

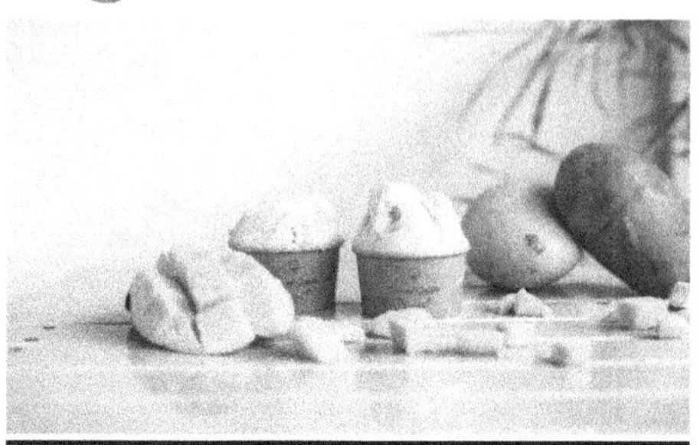

Zutaten:

- Andere
- Mango
- griechischer Joghurt
- Mandelmilch
- Chiasamen

Vorbereitungsmethode:

1. Grünkohl, Mango, griechischen Joghurt, Mandelmilch und Chiasamen vermischen.

Nährwert:

- Vollgepackt mit Vitaminen, Antioxidantien und Probiotika.
- Unterstützt die Immun- und Verdauungsgesundheit.

Kochzeit: 5 Minuten

9. Schüssel mit Süßkartoffeln und schwarzen Bohnen

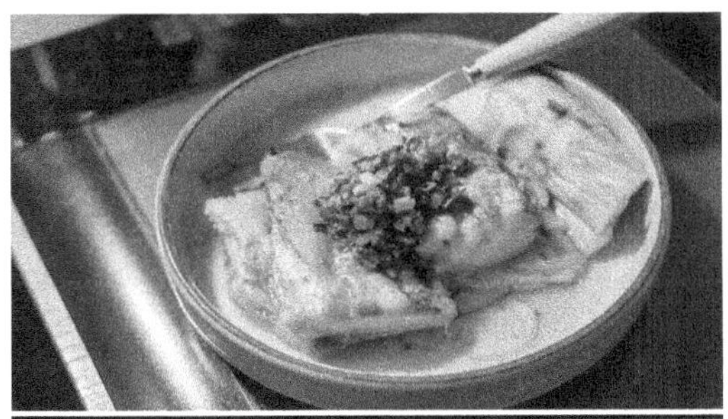

Zutaten:
- Geröstete süße Kartoffeln
- Schwarze Bohnen
- Quinoa
- Avocado
- Kalk

Vorbereitungsmethode:
1. Kombinieren Sie geröstete Süßkartoffeln, schwarze Bohnen und Quinoa.
2. Mit geschnittener Avocado und einem Spritzer Limette belegen.

Nährwert:
- Reich an Ballaststoffen, Proteinen und Vitaminen.
- Unterstützt Energie und Verdauung.

Kochzeit: 30 Minuten

10. Blaubeer-Mandel-Overnight-Oats

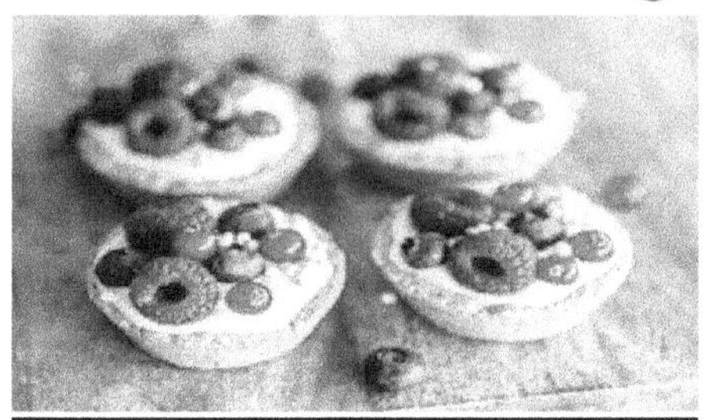

Zutaten:
- Haferflocken
- Mandelmilch
- Blaubeeren
- Mandeln
- Honig

Vorbereitungsmethode:
1. Haferflocken, Mandelmilch und Blaubeeren vermischen.
2. Über Nacht kühl stellen.
3. Mit Mandeln und einem Schuss Honig belegen.

Nährwert:
- Ballaststoffreich mit Antioxidantien und gesunden Fetten.
- Fördert die Herzgesundheit.

Kochzeit: 5 Minuten (plus Abkühlen)

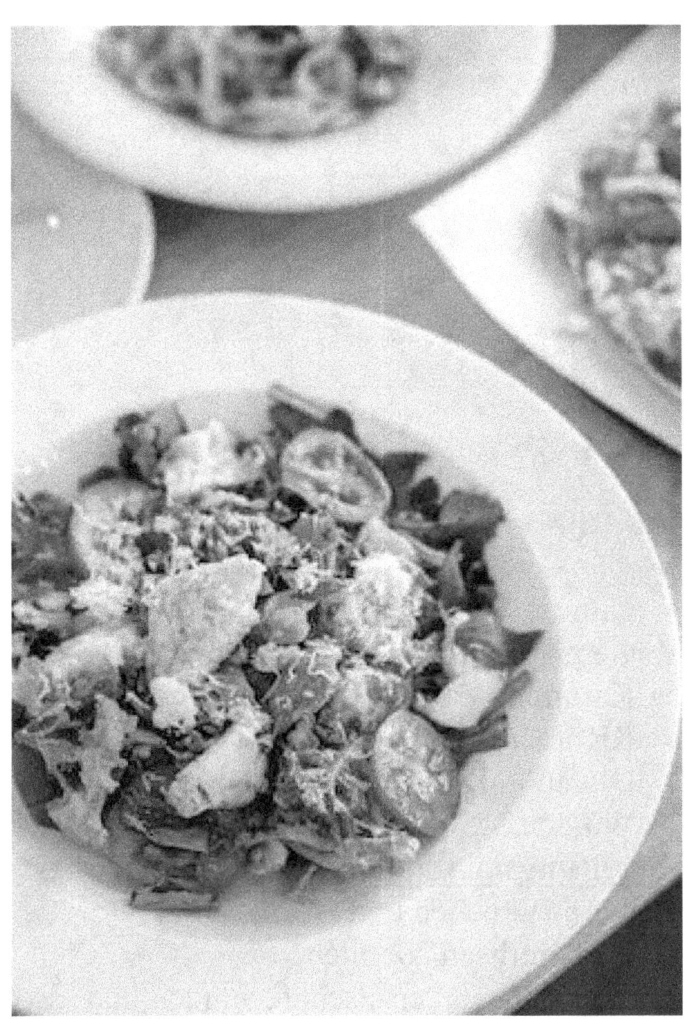

Kapitel 5

Favoriten zur Mittagszeit

Ausgewogene Mittagsmahlzeiten

1. Quinoa-Gemüseschüssel

Zutaten

- Quinoa
- Gemischtes Gemüse (Paprika, Brokkoli, Karotten)
- Kichererbsen
- Olivenöl, Kräuter und Gewürze zum Würzen

Vorbereitungsmethode

1. Quinoa kochen und Gemüse und Kichererbsen anbraten.
2. Alle Zutaten vermischen, würzen und vermischen.

Nährwert

- Reich an Ballaststoffen, Proteinen und essentiellen Nährstoffen.

2. Lachs-Avocado-Wrap

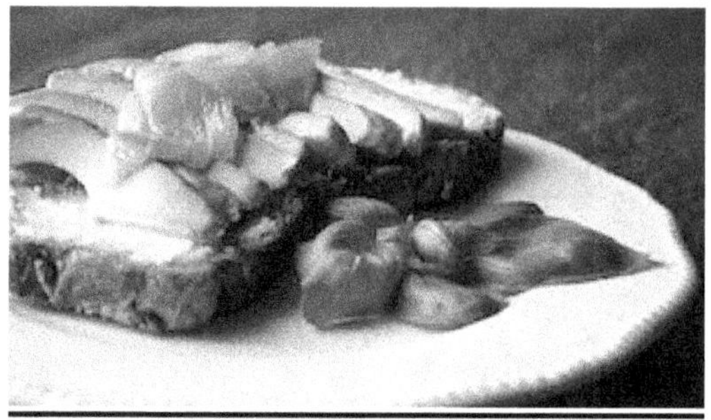

Zutaten

- Gegrillter Lachs
- Vollkornwickel
- Avocadoscheiben
- Blattgemüse

Vorbereitungsmethode

1. Lachs grillen, mit Avocado und Gemüse in einem Wrap anrichten.

Nährwert

- Omega-3-Fettsäuren, Protein und Vitamine.

Kochzeit

- 15 Minuten

3. Mediterraner Quinoa-Salat

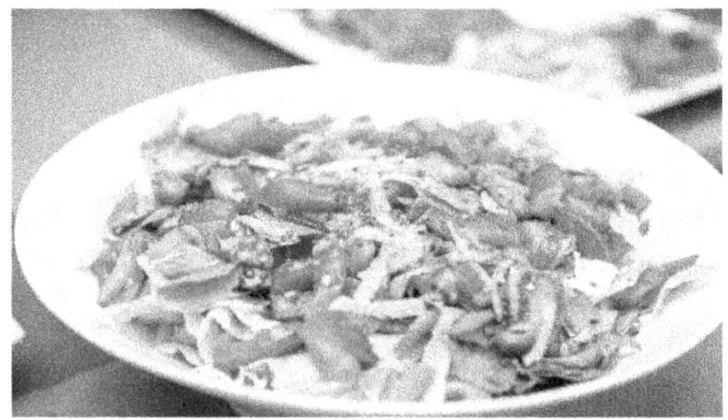

Zutaten

- Quinoa
- Kirschtomaten
- Gurke
- Feta Käse
- Kalamata-Oliven
- Olivenöl-Zitronen-Dressing

Vorbereitungsmethode

1. Quinoa kochen, Gemüse hacken, mit Feta, Oliven und Dressing vermischen.

Nährwert

- Reich an Antioxidantien, Ballaststoffen und gesunden Fetten.

Kochzeit.25 Minuten

4. Hähnchen-Gemüse-Pfanne

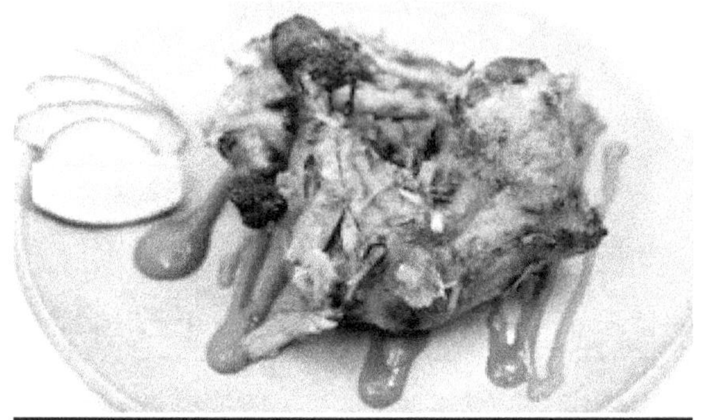

Zutaten

- Hühnerbrust
- Gemischtes Pfannengemüse
- Sojasauce, Ingwer, Knoblauch
- Brauner Reis

Vorbereitungsmethode

- Hähnchen und Gemüse anbraten, Sauce hinzufügen und über braunem Reis servieren.

Nährwert

- Mageres Eiweiß, Ballaststoffe und wenig gesättigtes Fett.

Kochzeit

- 20 Minuten

5. Caprese-Salat mit gegrilltem Hähnchen

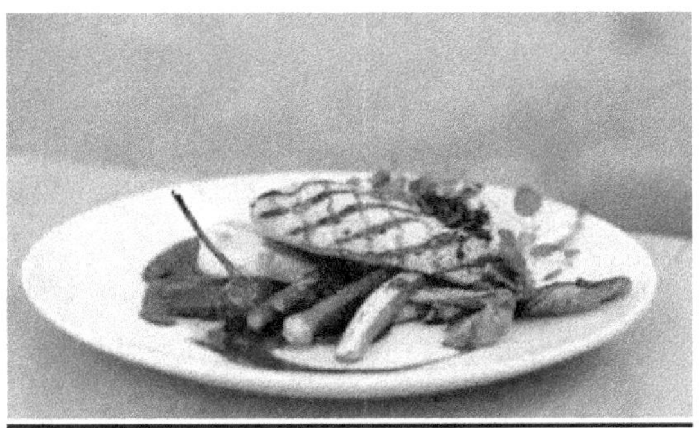

Zutaten

- Gegrillte Hühnerbrust
- Tomaten
- Frischer Mozzarella
- Basilikum
- Balsamico-Glasur

Vorbereitungsmethode

1. Hähnchen und Gemüse in Scheiben schneiden, mit Mozzarella belegen und mit Balsamico beträufeln.

Nährwert

- Protein, Vitamine und Kalzium.

Kochzeit. 15 Minuten

6. Vegetarische Quiche mit Vollkornkruste

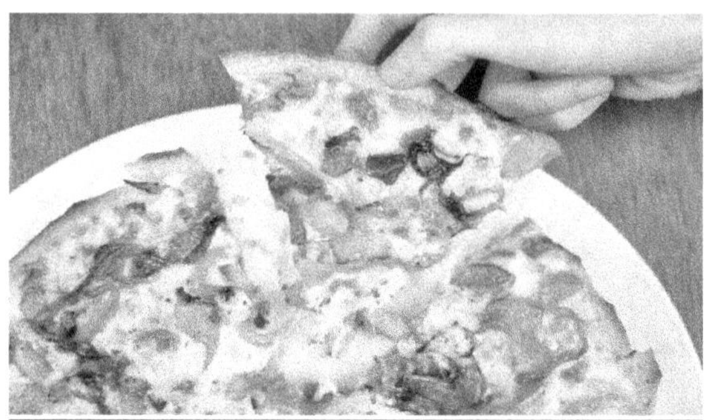

Zutaten

- Vollkornkuchenboden
- Eier
- Spinat
- Pilze
- Feta Käse

Vorbereitungsmethode

1. Eier verquirlen, mit Gemüse und Feta vermischen und in der Kruste backen.

Nährwert

- Protein, Eisen und Ballaststoffe.

Kochzeit 30 Minuten

7. Thunfisch-Kichererbsen-Salat

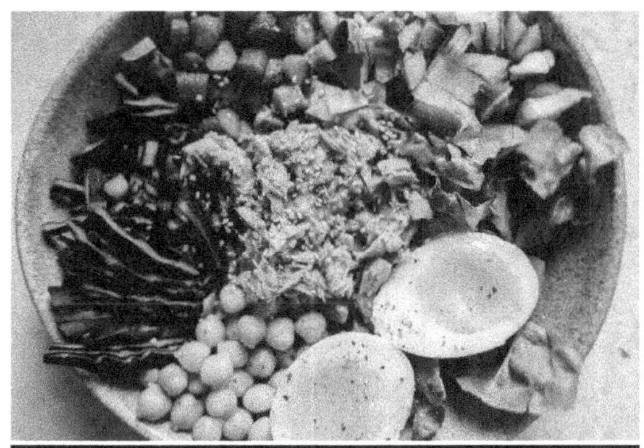

Zutaten

- Thunfisch in der Dose
- Kichererbsen
- Kirschtomaten
- Rote Zwiebel
- Zitronenvinaigrette

Vorbereitungsmethode

1. Abgetropften Thunfisch, Kichererbsen und Gemüse mischen und mit Vinaigrette vermischen.

Nährwert

- Omega-3-Fettsäuren, Protein und Ballaststoffe.

Kochzeit 10 Minuten

8. Quesadilla aus Süßkartoffeln und schwarzen Bohnen

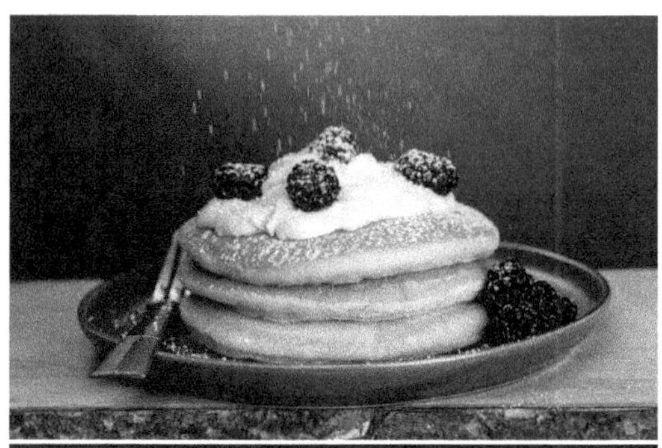

Zutaten

- Süßkartoffel (geröstet)
- Schwarze Bohnen
- Vollkorn-Tortillas
- Käse
- Salsa

Vorbereitungsmethode

1. Süßkartoffeln zerdrücken, mit Bohnen und Käse belegen und in Tortillas grillen.

Nährwert

- Ballaststoffe, Proteine und Vitamine.

Kochzeit 25 Minuten

9. Griechisches Joghurtparfait mit Beeren

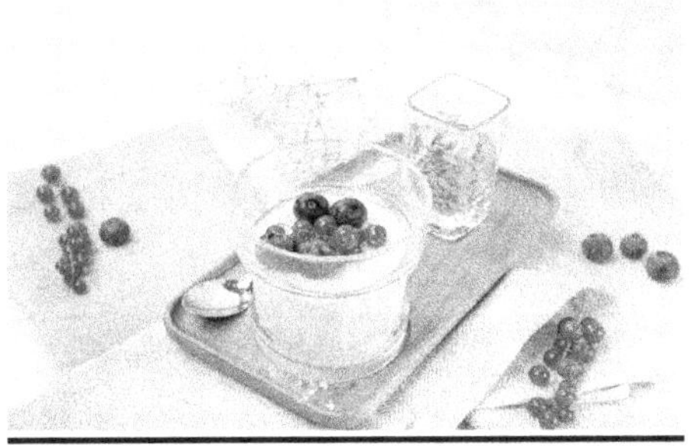

Zutaten

- Griechischer Joghurt
- Gemischte Beeren (Erdbeeren, Blaubeeren)
- Granola
- Honig

Vorbereitungsmethode

1. Joghurt, Beeren und Müsli schichten, mit Honig beträufeln.

Nährwert

- Protein, Antioxidantien und Probiotika.

Kochzeit

- 5 Minuten

10. Truthahn-Hummus-Wrap

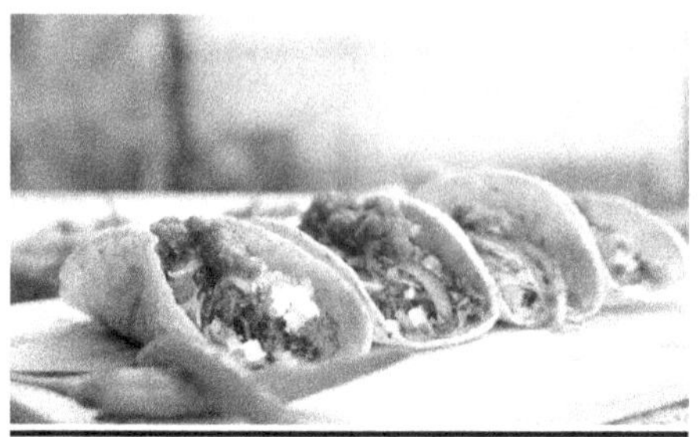

Zutaten

1. Geschnittene Putenbrust
2. Vollkorn-Wrap
3. Hummus
4. Spinat
5. Rote Paprika

Vorbereitungsmethode

1. Hummus auf dem Wrap verteilen, mit Truthahn und Gemüse belegen und aufrollen.

Nährwert

- Mageres Eiweiß, Ballaststoffe und essentielle Vitamine.

Kochzeit

- 10 Minuten

Tragbare und leckere Ideen für das Mittagessen

1. Quinoa-Power-Salat

Zutaten:

- Quinoa
- Kirschtomaten
- Gurke
- Feta Käse
- Olivenöl
- Zitronensaft

Vorbereitungsmethode:

1. Quinoa kochen und abkühlen lassen.
2. Quinoa mit gehackten Tomaten, Gurken und Feta vermischen.
3. Olivenöl und Zitronensaft darüber träufeln, vermengen und servieren.

Nährwert:

- Reich an Proteinen und Ballaststoffen.
- Vollgepackt mit Vitaminen und Antioxidantien.

Kochzeit:

- 20 Minuten

2. Hühnchen-Avocado-Wrap

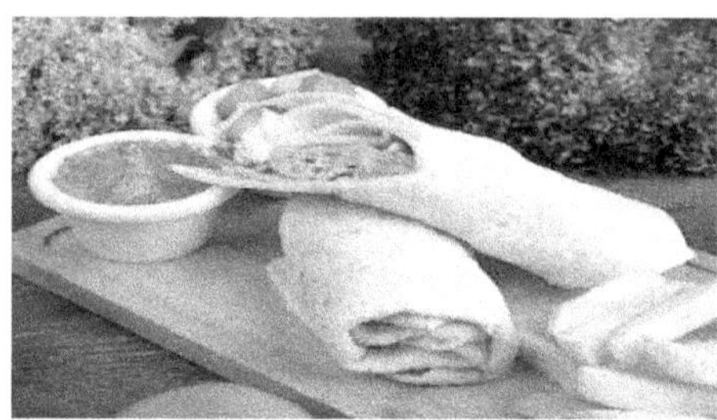

<u>Zutaten</u>:
- Gegrillte Hähnchenstreifen
- Avocadoscheiben
- Vollkorn-Tortilla
- Kopfsalat
- griechischer Joghurt

<u>Vorbereitungsmethode</u>:
1. Hähnchen, Avocado und Salat auf die Tortilla schichten.
2. Griechischen Joghurt verteilen, ausrollen und in Scheiben schneiden.

<u>Nährwert</u>:
- Proteinreich mit gesunden Fetten.
- Gute Quelle für Vitamine und Mineralstoffe.

<u>Kochzeit</u>: 15 Minuten (wenn das Hähnchen vorgegart ist)

3. Mediterrane Quinoa-Bowl

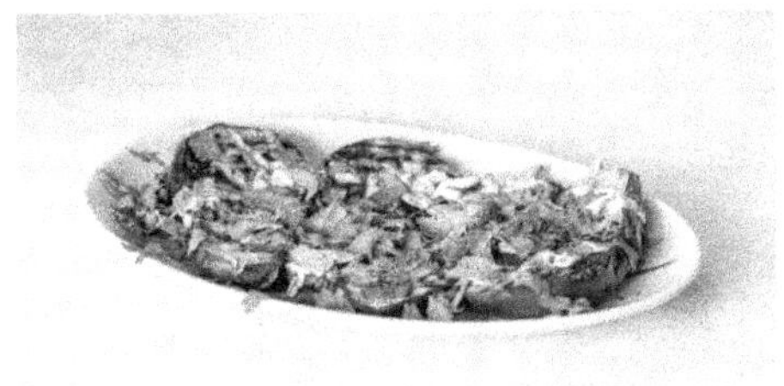

<u>Zutaten</u>:
- Quinoa
- Kichererbsen
- Kalamata-Oliven
- Kirschtomaten
- Feta Käse
- Olivenöl

<u>Vorbereitungsmethode</u>:
1. Quinoa und Kichererbsen kochen; Mit Oliven, Tomaten und Feta anrichten.
2. Mit Olivenöl beträufeln und vorsichtig umrühren.

<u>Nährwert</u>:
- Reich an pflanzlichem Protein und herzgesunden Fetten.

<u>Kochzeit</u>: 25 Minuten

4. Lachs-Spinat-Wrap

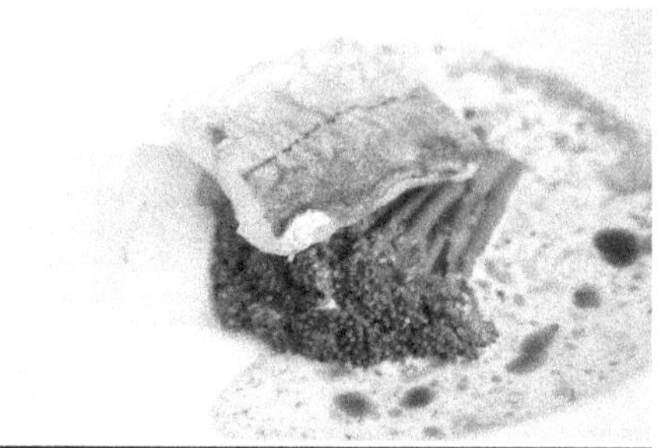

Zutaten:

- Gegrillter Lachs
- Spinatblätter
- Vollkornwickel
- Griechische Joghurtsauce

Vorbereitungsmethode:

1. Gegrillten Lachs und Spinat auf den Wrap legen.
2. Mit griechischer Joghurtsauce beträufeln, aufrollen und genießen.

Nährwert:

- Omega-3-Fettsäuren aus Lachs.
- Eisen und Vitamine aus Spinat.

Kochzeit: 15 Minuten (wenn Lachs vorgegart ist)

5. Vegetarische Quichebecher

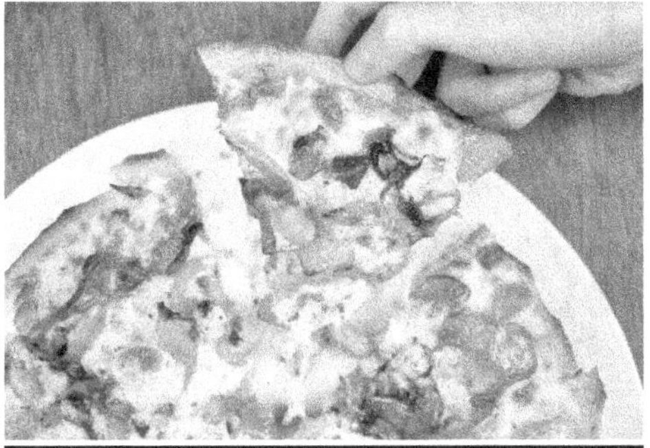

<u>Zutaten</u>:
- Eier
- Spinat
- Kirschtomaten
- Feta Käse

<u>Vorbereitungsmethode</u>:
1. Eier verquirlen und in die Muffinform füllen.
2. Spinat, Tomaten und Feta hinzufügen; backen, bis es fest ist.

<u>Nährwert</u>:
- Proteinreich und kohlenhydratarm.
- Vollgepackt mit Vitaminen und Mineralstoffen.

<u>Kochzeit</u>: 25 Minuten

6. Truthahn-Hummus-Wrap

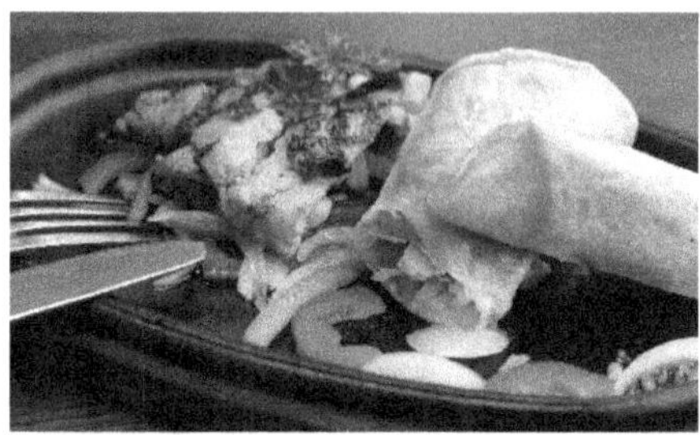

Zutaten:

- Geschnittene Putenbrust
- Vollkorn-Tortilla
- Hummus
- Spinatblätter

Vorbereitungsmethode:

1. Hummus auf der Tortilla verteilen; Mit Truthahn und Spinat belegen.
2. Für ein schnelles, proteinreiches Wrap rollen und in Scheiben schneiden.

Nährwert:

- Mageres Protein und Ballaststoffe.
- Hummus fügt Vitamine und gesunde Fette hinzu.

Kochzeit:

- 10 Minuten (wenn der Truthahn bereits in Scheiben geschnitten ist)

7. Caprese-Nudelsalat

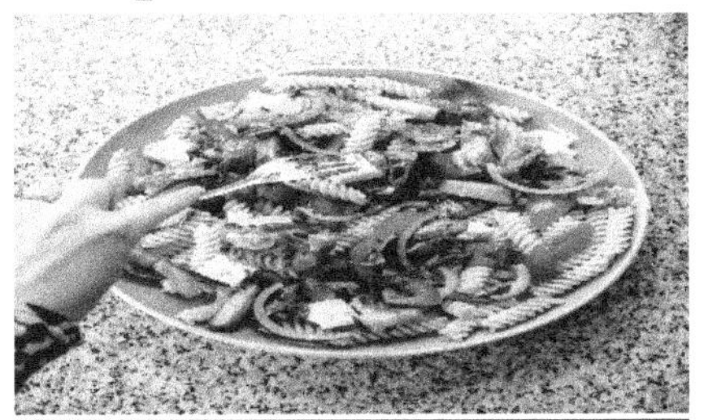

Zutaten:

- Vollkornnudeln
- Kirschtomaten
- Frischer Mozzarella
- Basilikumblätter
- Balsamico-Vinaigrette

Vorbereitungsmethode:

1. Nudeln kochen; Mit Tomaten, Mozzarella und Basilikum mischen.
2. Mit Balsamico-Vinaigrette beträufeln und vermengen.

Nährwert:

- Ausgewogene Kohlenhydrate und Proteine.
- Reich an Kalzium und Antioxidantien.

Kochzeit: 15 Minuten

8.Asiatische Hähnchen-Salat-Wraps

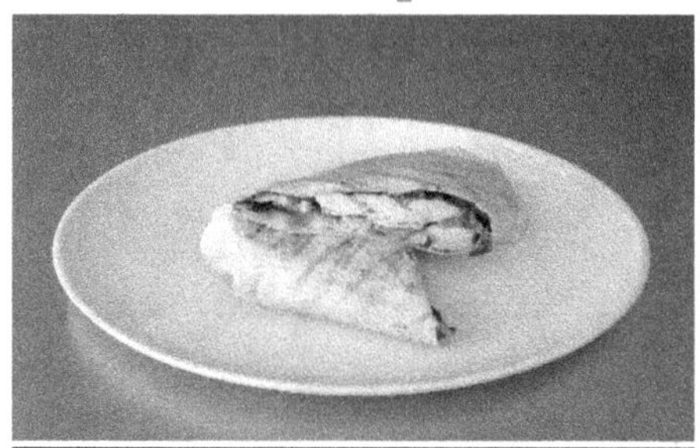

Zutaten:
- Gemahlenes Huhn
- Ich bin Weide
- Hoisin Soße
- Salatblätter
- Geschredderte Karotten

Vorbereitungsmethode:
1. Hähnchen mit Sojasauce und Hoisin kochen; Auf den Salat löffeln.
2. Mit geraspelten Karotten belegen und einwickeln.

Nährwert:
- Low Carb und High Protein.
- Bietet wichtige Vitamine und Mineralien.

Kochzeit: 20 Minuten

9. Schüssel mit Quinoa und schwarzen Bohnen

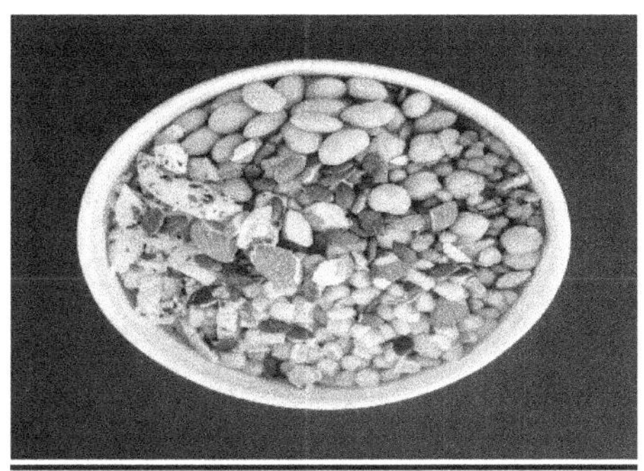

<u>Zutaten</u>:

- Quinoa
- Schwarze Bohnen
- Maiskörner
- Avocadoscheiben

<u>Vorbereitungsmethode</u>:

1. Quinoa kochen und mit schwarzen Bohnen, Mais und Avocado vermischen.
2. Abschmecken und servieren.

<u>Nährwert</u>:

- Pflanzliches Protein und gesunde Fette.

<u>Kochzeit</u>: 20 Minuten

10. Salatbecher mit Thunfischsalat

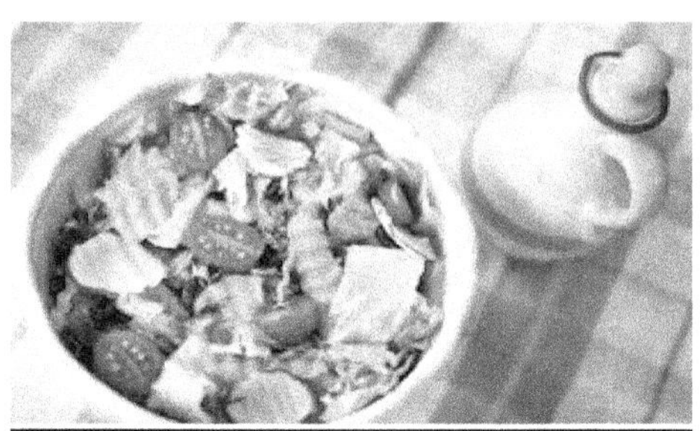

<u>Zutaten</u>:

- Thunfisch in der Dose
- griechischer Joghurt
- Gewürfelten Sellerie
- Dill
- Salatblätter

<u>Vorbereitungsmethode</u>:

1. Thunfisch, griechischen Joghurt, Sellerie und Dill mischen.
2. Für eine erfrischende, kohlenhydratarme Variante in Salatblätter löffeln.

<u>Nährwert</u>:

- Proteinreich mit zusätzlicher Knusprigkeit durch Sellerie.

<u>Kochzeit</u>: 10 Minuten

Kapitel 6

Lösungen für das Abendessen

Nährende Abendessen für die Blutzuckerstabilität

1. Lachs- und Quinoa-Genuss

Zutaten:

- Frische Lachsfilets
- Quinoa
- Gemischtes Gemüse (z. B. Brokkoli, Paprika)
- Olivenöl, Knoblauch und Zitrone zum Würzen

Vorbereitungsmethode:

1. Lachs mit Olivenöl, Knoblauch und Zitrone grillen.
2. Quinoa nach Packungsanleitung kochen.

3. Gemischtes Gemüse anbraten, bis es zart-
   knusprig ist.
4. Kombinieren Sie gegrillten Lachs, Quinoa
   und Gemüse.

Nährwert:

- Reich an Omega-3-Fettsäuren, magerem
  Protein und Ballaststoffen.

Kochzeit:

- Ungefähr 30 Minuten.

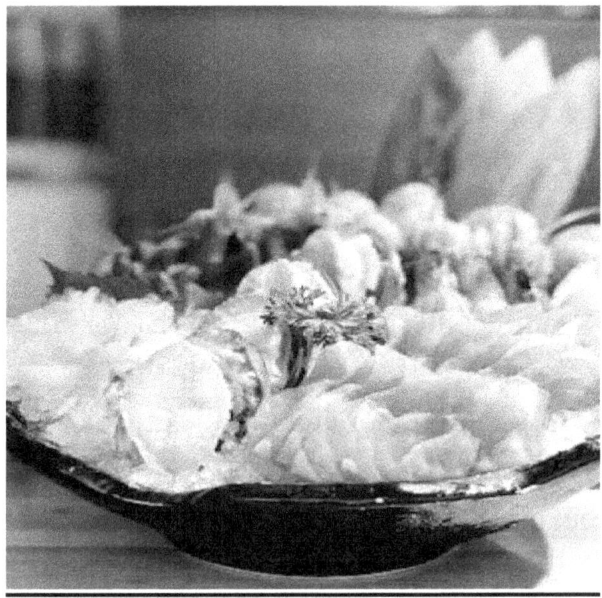

2.Hähnchen-Gemüse-Pfanne

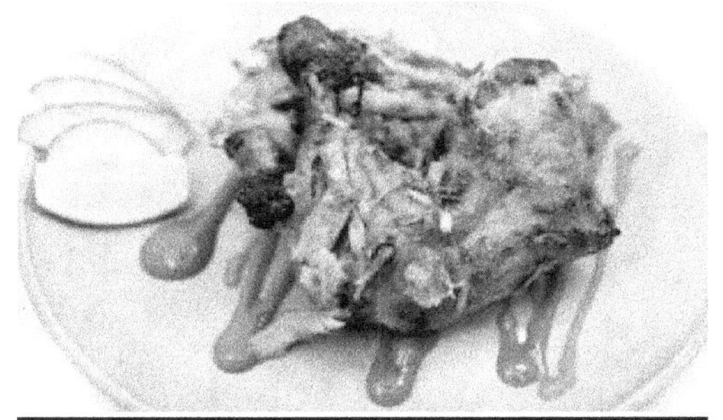

<u>Zutaten</u>:
- Hähnchenbruststreifen ohne Haut
- Buntes Pfannengemüse (z. B. Brokkoli, Karotten, Zuckererbsen)
- Natriumarme Sojasauce
- Ingwer und Knoblauch für den Geschmack

<u>Vorbereitungsmethode</u>:
1. Hähnchen anbraten, bis es gar ist.
2. Gemüse, Ingwer und Knoblauch hinzufügen.
3. Unter Rühren anbraten, bis das Gemüse zart-knusprig ist.
4. Mit natriumarmer Sojasauce beträufeln.

<u>Nährwert</u>:
- Reich an Proteinen, Ballaststoffen und essentiellen Nährstoffen.

<u>Kochzeit</u>: Etwa 20 Minuten.

3. Vegetarisches Kichererbsen-Curry

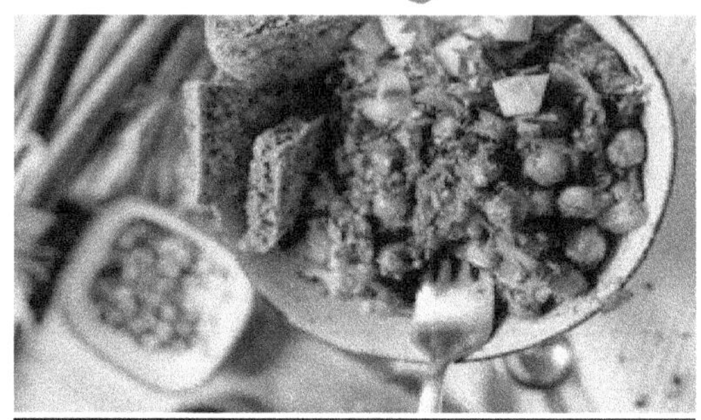

<u>Zutaten</u>:

- Kichererbsen
- Spinat
- Tomaten, Zwiebeln und Knoblauch
- Kokosmilch
- Currygewürze (z. B. Kurkuma, Kreuzkümmel)

<u>Vorbereitungsmethode</u>:

1. Zwiebeln und Knoblauch anbraten; Tomaten hinzufügen.
2. Kichererbsen, Kokosmilch und Gewürze unterrühren.
3. Köcheln lassen, bis sich die Aromen vermischen.
4. Vor dem Servieren frischen Spinat hinzufügen.

<u>**Nährwert:**</u>
- Vollgepackt mit pflanzlichem Protein, Ballaststoffen und Antioxidantien.

<u>**Kochzeit**</u>: ca. 25 Minuten.

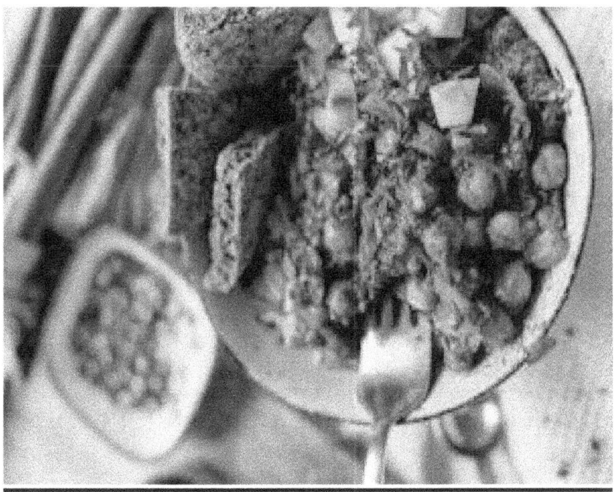

4. Gefüllte Paprika mit Truthahn und Quinoa

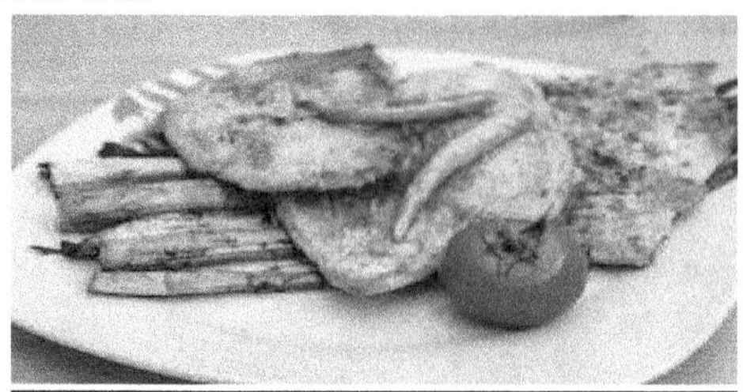

Zutaten:
- Putenhackfleisch
- Quinoa
- Paprika
- Tomatensauce
- Italienische Kräuter und Gewürze

Vorbereitungsmethode:
1. Quinoa kochen; braunen Truthahn in einer Pfanne.
2. Truthahn und Quinoa mit Tomatensauce vermischen.
3. Paprika füllen; backen, bis es weich ist.

Nährwert:
- Mageres Protein, Vollkornprodukte und reich an Vitaminen.

Kochzeit: Etwa 40 Minuten.

5.Schüssel mit gebackenen Süßkartoffeln und schwarzen Bohnen

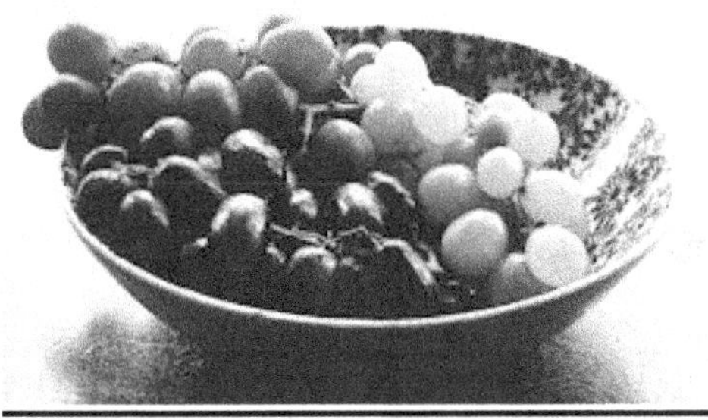

<u>Zutaten</u>:
- Süßkartoffeln
- Schwarze Bohnen
- Avocado
- Koriander und Limette zum Garnieren

<u>Vorbereitungsmethode</u>:
1. Süßkartoffelwürfel goldbraun rösten.
2. Mit schwarzen Bohnen mischen; Mit Avocado belegen.
3. Mit Koriander und Limette garnieren.

<u>Nährwert</u>:
- Reich an Ballaststoffen, Vitaminen und gesunden Fetten.

<u>Kochzeit</u>:
- Ungefähr 30 Minuten.

6. Mediterraner gegrillter Hühnersalat

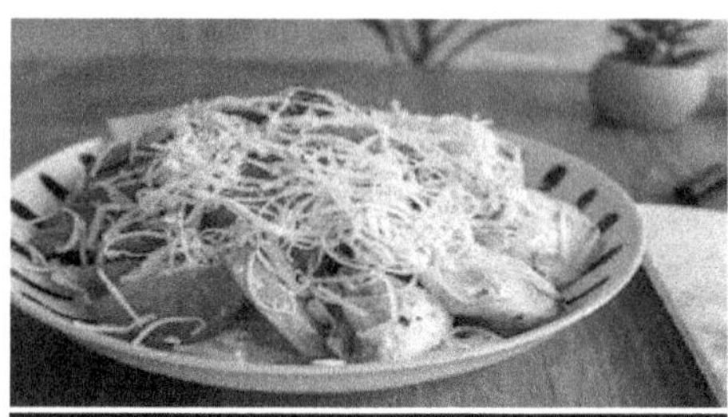

<u>Zutaten</u>:
- Gegrillte Hühnerbrust
- Gemischtes Gemüse, Kirschtomaten, Gurken
- Feta Käse
- Olivenöl und Balsamico-Vinaigrette

<u>Vorbereitungsmethode</u>:
1. Hähnchen grillen; in Streifen schneiden.
2. Gemüse, Tomaten und Gurken vermischen.
3. Mit gegrilltem Hähnchen, Feta und Dressing belegen.

<u>Nährwert:</u>
- Proteine, Antioxidantien und herzgesunde Fette.

<u>Kochzeit</u>: Etwa 25 Minuten.

7. Linsen- und Gemüsesuppe

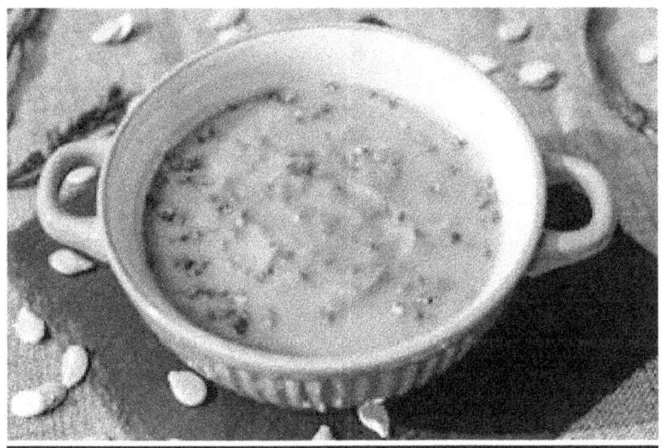

<u>Zutaten</u>:
- Linsen
- Karotten, Sellerie, Zwiebeln
- Gemüsebrühe
- Kräuter und Gewürze (z. B. Thymian, Lorbeerblätter)

<u>Vorbereitungsmethode</u>:
1. Gemüse anbraten; Linsen und Brühe hinzufügen.
2. Köcheln lassen, bis die Linsen weich sind.
3. Mit Kräutern und Gewürzen würzen.

<u>Nährwert</u>:
- Reich an Ballaststoffen, pflanzlichem Protein und Vitaminen.

<u>Kochzeit</u>: Ungefähr 40 Minuten.

8. Lachs- und Spargelfolienpackung

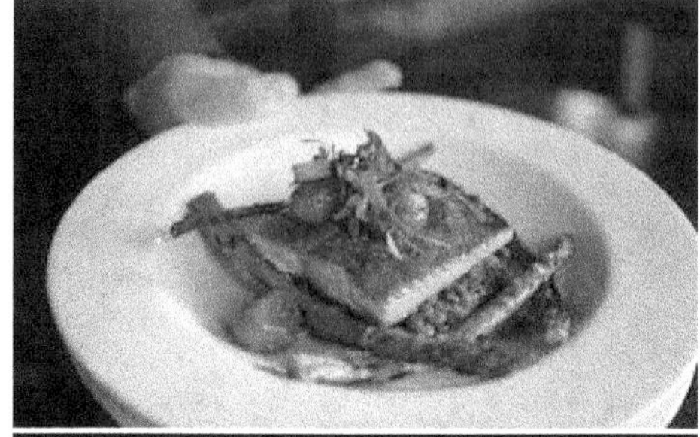

Zutaten:

- Lachsfilets
- Spargelstangen
- Zitrone, Knoblauch und Dill für den Geschmack
- Olivenöl

Vorbereitungsmethode:

1. Lachs auf Folie legen; Mit Spargel umgeben.
2. Mit Olivenöl, Zitrone, Knoblauch und Dill beträufeln.
3. Verschließen und backen, bis der Lachs gar ist.

Nährwert:

- Omega-3-Fettsäuren, mageres Protein und voller Vitamine.

Kochzeit: Etwa 20 Minuten.

9. Mit Quinoa und Gemüse gefüllter Eichelkürbis

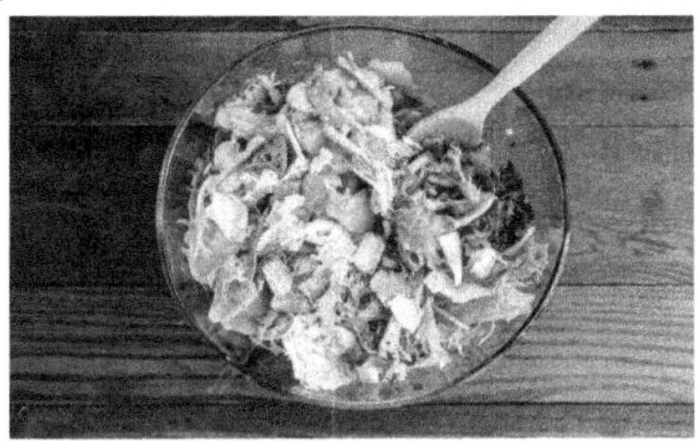

<u>Zutaten</u>:
- Eichelkürbis
- Quinoa
- Gemischtes Gemüse (z. B. Paprika, Zucchini)
- Pekannüsse zum Knuspern

<u>Vorbereitungsmethode:</u>
1. Eichelkürbishälften rösten.
2. Quinoa kochen; Mit sautiertem Gemüse mischen.
3. Kürbis füllen; backen, bis es durchgeheizt ist.

<u>Nährwert</u>:
- Ballaststoffe, Antioxidantien und essentielle Nährstoffe.

<u>Kochzeit</u>: Ungefähr 45 Minuten.

10. Garnelen-Brokkoli-Pfanne

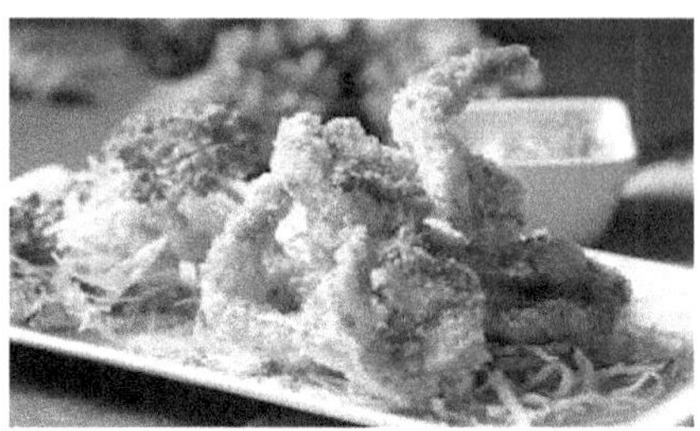

Zutaten:
- Garnele
- Brokkoliröschen
- Zuckererbsen
- Natriumarme Sojasauce
- Ingwer und Knoblauch für den Geschmack

Vorbereitungsmethode:
1. Garnelen anbraten, bis sie undurchsichtig sind.
2. Brokkoli und Zuckererbsen hinzufügen; pfannenrühren.
3. Mit natriumarmer Sojasauce, Ingwer und Knoblauch würzen.

Nährwert:
- Mageres Eiweiß, Ballaststoffe und wenig gesättigte Fette.

Kochzeit: Etwa 15 Minuten.

Geschmackvolle Optionen für jeden Gaumen

1. Quinoa und Veggie Power Bowl

<u>Zutaten</u>:

- Quinoa
- Gemischtcs Gcmüse (Paprika, Brokkoli, Karotten)
- Tofu oder gegrilltes Hähnchen
- Olivenöl
- Zitrone
- Kräuter
- Salz
- Pfeffer.

<u>Vorbereitungsmethode</u>:

1. Quinoa kochen, Gemüse anbraten, Protein grillen, mit Olivenöl, Zitrone, Kräutern, Salz und Pfeffer vermischen.

<u>Nährwert</u>:

- Reich an Proteinen, Ballaststoffen, Vitaminen und Mineralien.

<u>Kochzeit</u>:

- 30 Minuten

2. Mediterraner Kichererbsensalat

<u>Zutaten</u>:

- Kichererbsen
- Kirschtomaten
- Gurke
- Feta Käse
- Oliven
- rote Zwiebel
- Olivenöl
- Balsamico Essig
- Oregano.

<u>Vorbereitungsmethode</u>:

1. Kichererbsen und gehacktes Gemüse vermischen, Feta zerbröseln, mit Olivenöl und Balsamico-Essig beträufeln, mit Oregano bestreuen.

<u>Nährwert</u>:

- Reich an Ballaststoffen, Antioxidantien und gesunden Fetten.

<u>Kochzeit:</u>

- 15 Minuten

3. Würziges Thai-Basilikum-Pfanne

<u>Zutaten</u>:

- Tofu oder Garnelen
- Paprika
- Zuckererbsen
- Basilikumblätter
- Knoblauch
- Ich bin Weide
- Chilipaste
- Ingwer.

<u>Vorbereitungsmethode</u>:

1. Tofu oder Garnelen mit Gemüse anbraten, Knoblauch, Ingwer, Sojasauce und Chilipaste hinzufügen und mit frischem Basilikum vermischen.

<u>Nährwert</u>:

- Vollgepackt mit Proteinen und einer Geschmacksexplosion.

<u>Kochzeit</u>:

- 20 Minuten

4. Mit Lachs und Quinoa gefüllte Paprika

<u>**Zutaten**</u>:

- Paprika
- Quinoa
- Lachsfilet
- Spinat
- Feta Käse
- Zitrone
- Dill.

<u>**Vorbereitungsmethode**</u>:

1. Paprika rösten, Quinoa kochen, mit Lachsflocken mischen, Spinat und gefüllte Paprika anbraten, backen, mit Feta, Zitrone und Dill garnieren.

<u>**Nährwert**</u>:

- Omega-3-reich, reich an Proteinen und Vitaminen.

<u>**Kochzeit**</u>:

- 40 Minuten

5. Vegetarische Enchiladas mit schwarzen Bohnen

Zutaten:

- Schwarze Bohnen
- Mais-Tortillas
- Enchilada Soße
- Paprika
- Zwiebeln
- Käse
- Koriander.

Vorbereitungsmethode:

1. Schwarze Bohnen, sautiertes Gemüse und Käse mischen, Tortillas einrollen, mit Enchiladasauce bedecken, backen, mit Koriander garnieren.

Nährwert:

- Vollgepackt mit Ballaststoffen, Proteinen und essentiellen Nährstoffen.

Kochzeit:

- 25 Minuten

6. Griechisches Zitronen-Knoblauch-Hähnchen

Zutaten:
- Hühnerbrust
- Zitrone
- Knoblauch
- Oregano
- Kirschtomaten
- Oliven
- Feta Käse.

Vorbereitungsmethode:
1. Hähnchen in Zitrone, Knoblauch und Oregano marinieren, backen, mit Tomaten, Oliven und Feta belegen.

Nährwert:
- Reich an magerem Protein und mediterranen Aromen.

Kochzeit:
- 35 Minuten

7. Gemüse-Kokos-Curry

Zutaten:

- Gemischtes Gemüse
- Kokosmilch
- Currypaste
- Tofu oder Kichererbsen
- Jasmin Reis.

Vorbereitungsmethode:

1. Gemüse anbraten, Currypaste, Kokosmilch und Protein hinzufügen, köcheln lassen und über Jasminreis servieren.

Nährwert:

- Reich an pflanzlichen Proteinen und gesunden Fetten.

Kochzeit:

- 30 Minuten

8. Teriyaki-glasierte Lachsschüssel

<u>Zutaten</u>:

- Lachsfilet
- brauner Reis
- Brokkoli
- Möhren
- Teriyaki Soße
- Sesamsamen
- Grüne Zwiebeln.

<u>Vorbereitungsmethode</u>:

- Lachs grillen oder backen, Gemüse anbraten, auf braunem Reis anrichten, mit Teriyaki-Sauce beträufeln, mit Sesamkörnern und Frühlingszwiebeln bestreuen.

<u>Nährwert</u>:

- Omega-3-Fettsäuren, Ballaststoffe und Vitamine.

<u>Kochzeit</u>:

- 25 Minuten

9. Caprese-Zucchini-Nudeln

Zutaten:

- Zucchininudeln
- Kirschtomaten
- Mozzarella putzen
- Basilikum
- Balsamico-Glasur.

Vorbereitungsmethode:

1. Zucchininudeln anbraten, mit halbierten Tomaten, Mozzarella und frischem Basilikum vermengen und mit Balsamico-Glasur beträufeln.

Nährwert:

- Kohlenhydratarm, erfrischend und reich an Antioxidantien.

Kochzeit:

- 15 Minuten

10. Gebratener Blumenkohlreis

Zutaten:

- Blumenkohl Reis
- Erbsen
- Möhren
- Eier
- Ich bin Weide
- Grüne Zwiebeln.

Vorbereitungsmethode:

- Blumenkohlreis mit Gemüse anbraten, Rühreier vermischen, Sojasauce hinzufügen, mit Frühlingszwiebeln garnieren.

Nährwert:

- Low-Carb-Alternative, reich an Ballaststoffen und Proteinen.

Kochzeit:

- 20 Minuten

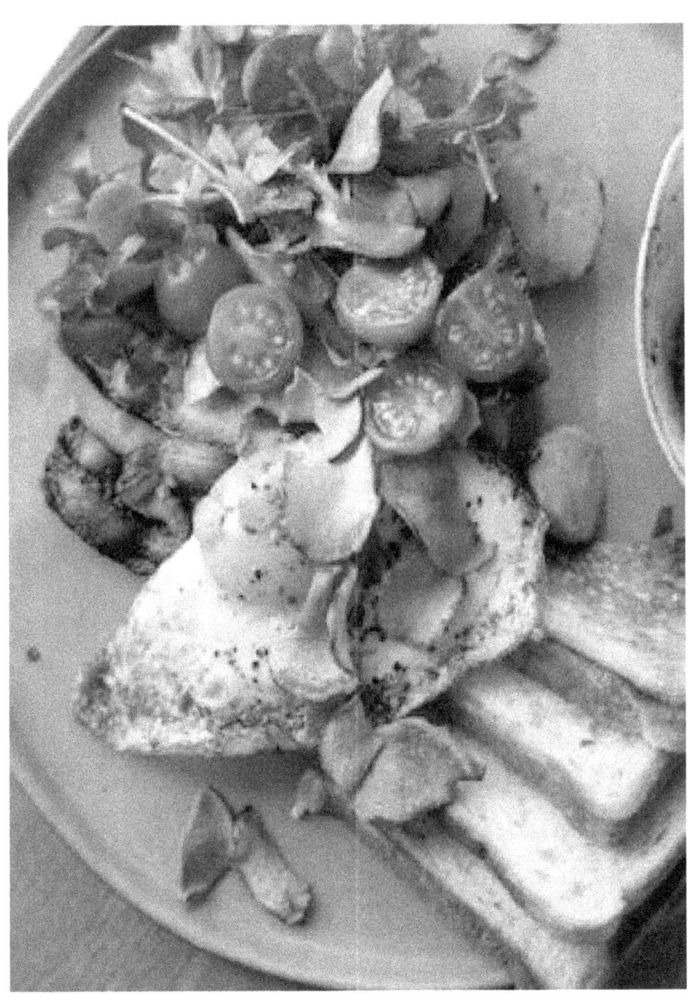

Kapitel 7

Snacks und Süßigkeiten

Clevere Snack-Auswahl

1. Mandel- und Beerenglück

Zutaten:

- Mandeln
- Gemischte Beeren (Erdbeeren, Blaubeeren, Himbeeren)
- Honig.

Vorbereitungsmethode:

1. Mandeln und Beeren mischen, mit Honig beträufeln.

Nährwert:

- Reich an Antioxidantien, gesunden Fetten und Proteinen.

Kochzeit:

- 5 Minuten

2. Perfekter griechischer Joghurt

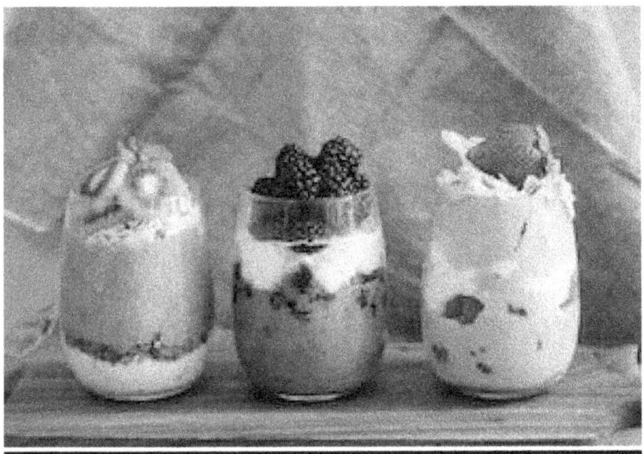

<u>Zutaten</u>:

- griechischer Joghurt
- Granola
- Frisches Obst (Kiwi, Mango, Banane)
- Chiasamen.

<u>Vorbereitungsmethode</u>:

1. Joghurt, Müsli und Früchte schichten; Chiasamen darüber streuen.

<u>Nährwert</u>:

- Reich an Proteinen, Ballaststoffen und Probiotika.

<u>Kochzeit</u>:

- 3 Minuten

3. Hummus und Gemüsegenuss

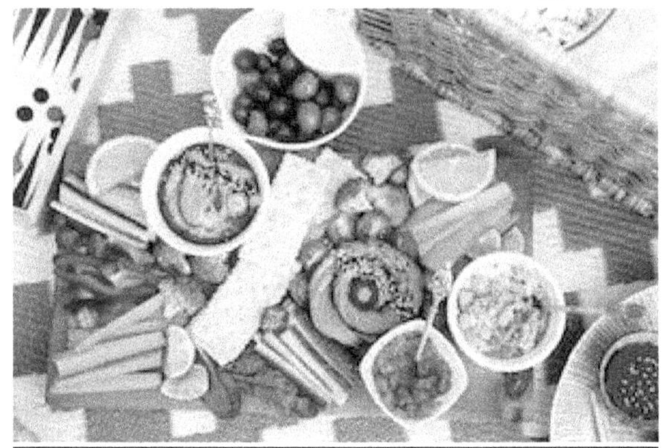

Zutaten:

- Hummus
- Gurkenscheiben
- Kirschtomaten
- Karottenstifte.

Vorbereitungsmethode:

1. Gemüse in Hummus tauchen.

Nährwert:

- Vollgepackt mit Ballaststoffen, Vitaminen und pflanzlichem Protein.

Kochzeit:

- Kein Kochen erforderlich

4. Avocado-Toastpunkte

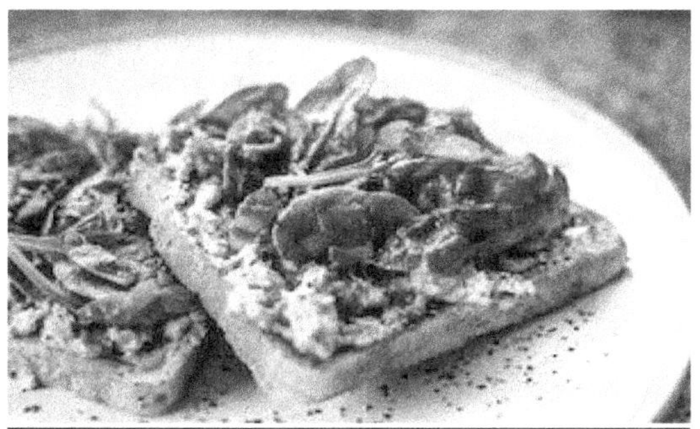

Zutaten:

- Vollkorntoast
- Reife Avocado
- Kirschtomaten
- Meersalz.

Vorbereitungsmethode:

1. Avocado auf Toast zerdrücken, mit Tomatenscheiben belegen und mit Meersalz bestreuen.

Nährwert:

- Gesunde Fette, Ballaststoffe und wichtige Vitamine.

Kochzeit:

- 5 Minuten

5. Hüttenkäse-Crunch

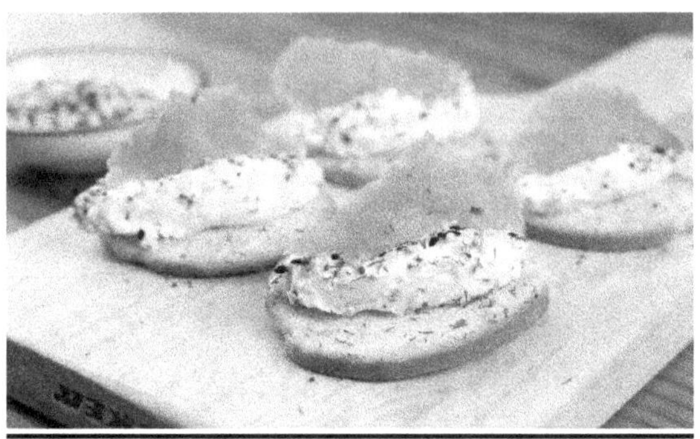

Zutaten:

- Hüttenkäse
- Geschnittene Pfirsiche
- Mandeln.

Vorbereitungsmethode:

1. Hüttenkäse, Pfirsiche und Mandeln vermischen.

Nährwert:

- Vollgepackt mit Proteinen und einer Portion Vitaminen und Mineralstoffen.

Kochzeit:

- 2 Minuten

6. Edamame Power Pods

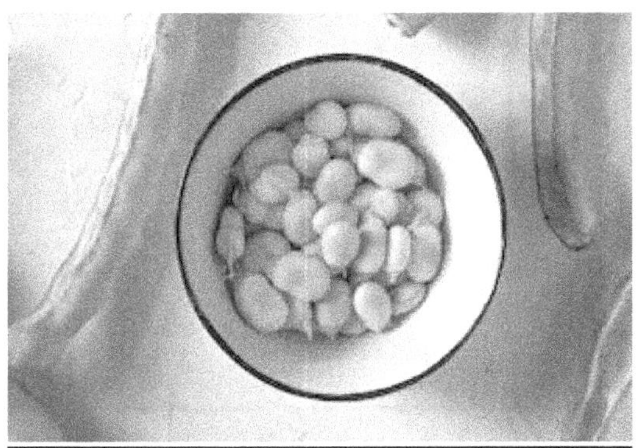

Zutaten:

- Gedämpftes Edamame
- Meersalz
- Zitronenscheibe.

Vorbereitungsmethode:

1. Edamame mit Meersalz bestreuen, Zitrone auspressen, um die Schale abzureiben.

Nährwert:

- Proteinreich, ballaststoffreich und voller Vitamine.

Kochzeit:

- 5 Minuten

7. Vollkorncracker mit Käse

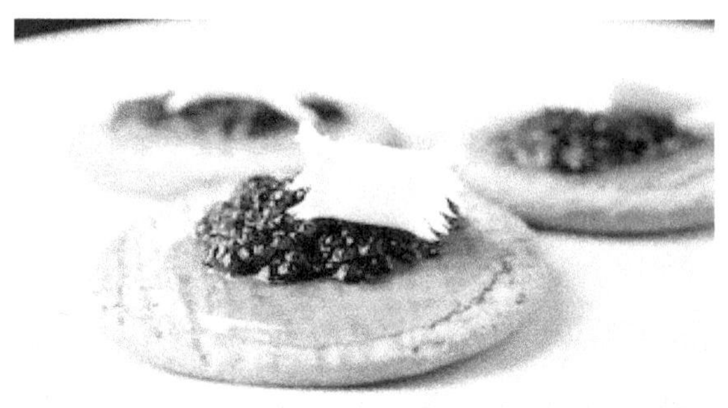

<u>Zutaten</u>:

- Vollkorncracker
- Käsescheiben (Cheddar, Mozzarella)
- Geschmeidige Scheiben.

<u>Vorbereitungsmethode</u>:

- Kombinieren Sie Cracker mit Käse und Apfelscheiben.

<u>Nährwert</u>:

- Ausgewogene Kombination aus Kohlenhydraten, Proteinen und Vitaminen.

<u>Kochzeit</u>:

- Kein Kochen erforderlich

8. Studentenfutter-Medley

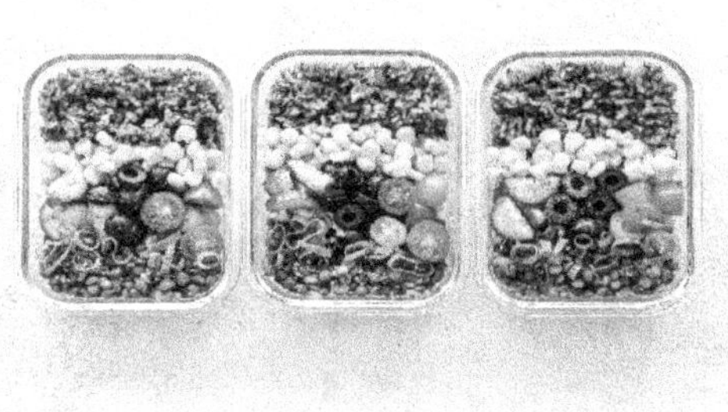

<u>Zutaten</u>:

- Gemischte Nüsse (Mandeln, Walnüsse, Pistazien)
- Getrocknete Früchte
- Dunkle Schokoladenstückchen.

<u>Vorbereitungsmethode</u>:

1. Kombinieren Sie Nüsse, Trockenfrüchte und Schokoladenstückchen.

<u>Nährwert</u>:

- Energiesteigernd, Antioxidantien und gesunde Fette.

<u>Kochzeit</u>:

- Kein Kochen erforderlich

9. Caprese-Spieße

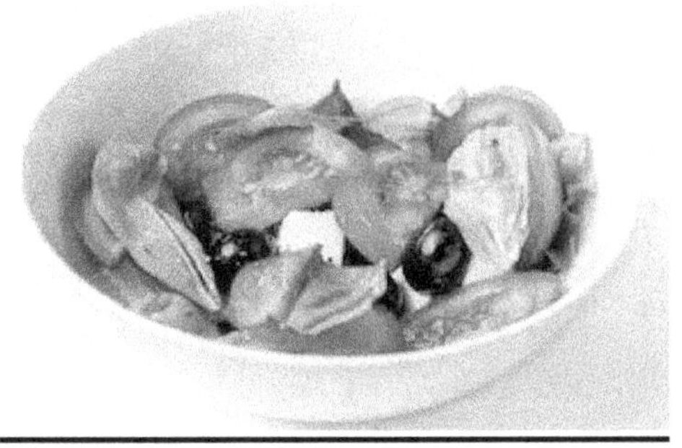

Zutaten:

- Kirschtomaten
- Frischer Mozzarella
- Basilikumblätter
- Balsamico-Glasur.

Vorbereitungsmethode:

1. Tomaten, Mozzarella und Basilikum aufspießen; Mit Balsamico-Glasur beträufeln.

Nährwert:

- Kalorienarm, reich an Vitaminen und Mineralstoffen.

Kochzeit:

- 5 Minuten

10. Erdnussbutter-Bananenhäppchen

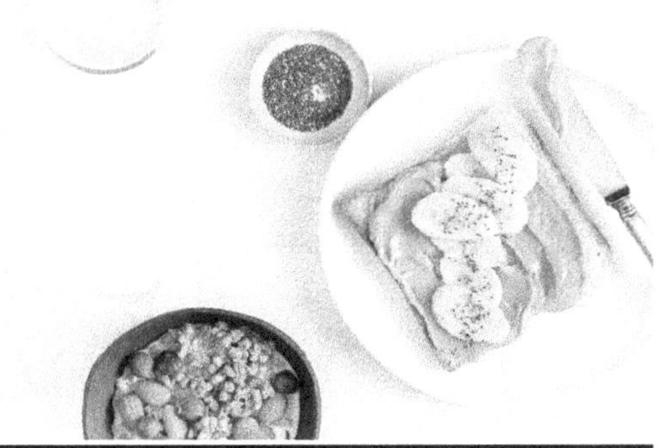

<u>Zutaten</u>:

- Bananenscheiben
- Erdnussbutter
- Chiasamen.

<u>Vorbereitungsmethode</u>:

1. Erdnussbutter auf Bananenscheiben verteilen, mit Chiasamen bestreuen.

<u>Nährwert</u>:

- Protein, Kalium und Omega-3-Fettsäuren.

<u>Kochzeit</u>:

- Kein Kochen erforderlich

Kapitel 8

Desserts ohne Schuldgefühle

Desserts ohne Schuldgefühle

1. Perfektes Beerenglück

Zutaten:
- Gemischte Beeren (Erdbeeren, Blaubeeren, Himbeeren)
- griechischer Joghurt
- Honig
- Granola

Vorbereitungsmethode:
1. Gemischte Beeren mit griechischem Joghurt schichten.
2. Über jede Schicht Honig träufeln.
3. Zum Knuspern mit Müsli belegen.

Nährwert:
- Reich an Antioxidantien und Probiotika.
- Geringer Zuckerzusatz.

Kochzeit: Fertig in 5 Minuten.

2. Schokoladen-Avocado-Mousse

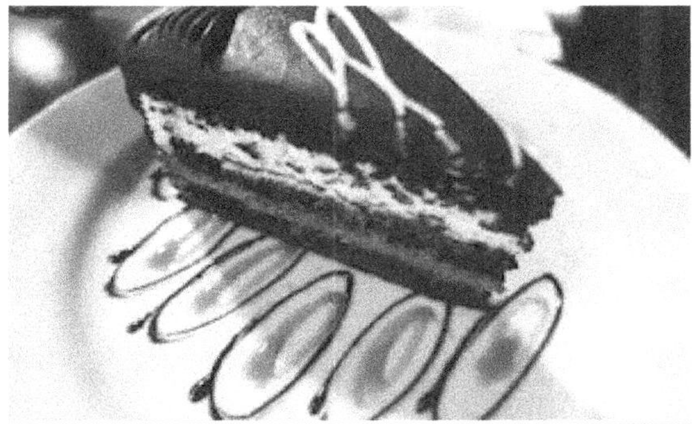

Zutaten:

- Reife Avocados
- Kakaopulver
- Ahornsirup
- Vanilleextrakt

Vorbereitungsmethode:

1. Avocados, Kakaopulver, Ahornsirup und Vanille vermischen.
2. Vor dem Servieren kalt stellen.

Nährwert:

- Gesunde Fette, Ballaststoffe und Antioxidantien.
- Natürlich gesüßt.

Kochzeit:

- Fertig in 15 Minuten.

3. Chia-Samen-Pudding

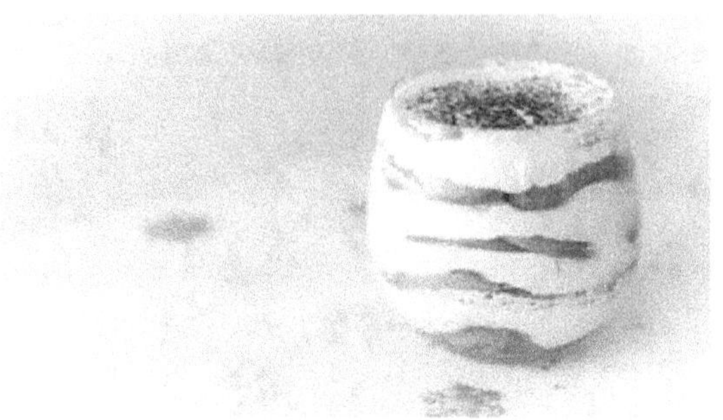

<u>Zutaten</u>:

- Chiasamen
- Mandelmilch
- Vanilleextrakt
- Frisches Obst zum Garnieren

<u>Vorbereitungsmethode</u>:

1. Chiasamen, Mandelmilch und Vanille vermischen.
2. Über Nacht kühl stellen.

<u>Nährwert</u>:

- Reich an Omega-3-Fettsäuren und Ballaststoffen.
- Wenig Kalorien.

<u>Kochzeit</u>: Erfordert Kühlung über Nacht.

4. Bananen-Hafer-Kekse

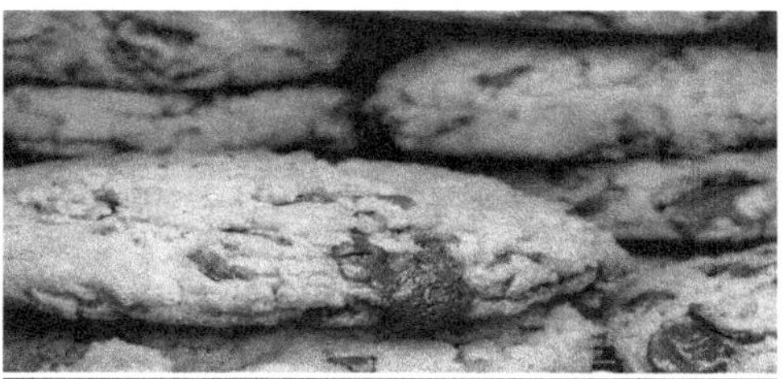

Zutaten:

- Zerdrückte Bananen
- Haferflocken
- Zimt
- Dunkle Schokoladenstückchen

Vorbereitungsmethode:

1. Zerdrückte Bananen, Haferflocken und Zimt vermischen.
2. Dunkle Schokoladenstückchen unterheben.
3. Goldbraun backen.

Nährwert:

- Hafer für Ballaststoffe, Bananen für Kalium.
- Minimaler Zuckerzusatz.

Kochzeit: Fertig in 20 Minuten.

5. Joghurt und Fruchteis

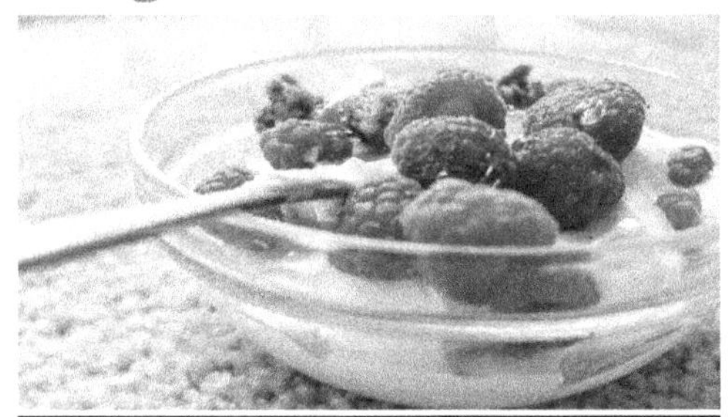

<u>Zutaten</u>:

- griechischer Joghurt
- Gemischtes frisches Obst (Kiwi, Beeren)
- Honig

<u>Vorbereitungsmethode</u>:

1. Joghurt und Obst in Eis am Stiel-Formen schichten.
2. Honig zwischen die Schichten träufeln.
3. Einfrieren, bis es fest ist.

<u>Nährwert:</u>

- Protein aus Joghurt, Vitamine aus Obst.
- Natürlich gesüßt.

<u>Kochzeit:</u> 4 Stunden einfrieren.

6. Zimt-Bratäpfel

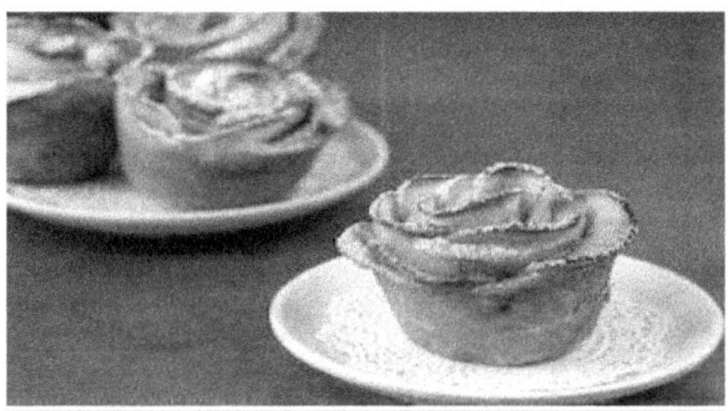

<u>Zutaten</u>:

- Äpfel
- Zimt
- Mandeln (optional)
- Ahornsirup

<u>Vorbereitungsmethode</u>:

1. Äpfel entkernen und mit Zimt bestreuen.
2. Backen, bis es weich ist.
3. Mit gehackten Mandeln und einem Schuss Ahornsirup belegen.

<u>Nährwert:</u>

- Äpfel als Ballaststoffe, Zimt als Antioxidantien.
- Nährstoffreich und sättigend.

<u>Kochzeit</u>: Fertig in 30 Minuten.

7. Kokos-Limetten-Energiehäppchen

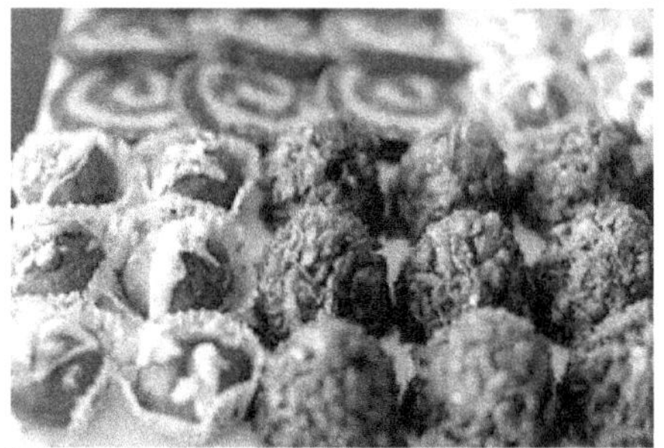

Zutaten:

- Kokosraspeln
- Mandelmehl
- Limettenschale
- Medjool-Datteln

Vorbereitungsmethode:

1. Kokosnuss, Mandelmehl, Limettenschale und Datteln vermischen.
2. Zu mundgerechten Kugeln rollen.

Nährwert:

- Gesunde Fette, Ballaststoffe und natürliche Süße.
- Energieschub.

Kochzeit: Fertig in 15 Minuten.

8. Vanille-Chia-Samen-Kokosnuss-Pudding

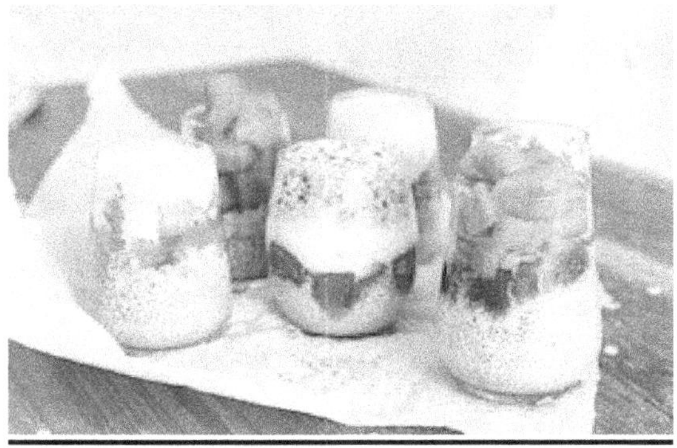

Zutaten:

- Chiasamen
- Kokosmilch
- Vanilleextrakt
- Beeren zum Garnieren

Vorbereitungsmethode:

1. Chiasamen, Kokosmilch und Vanille vermischen.
2. Bis zum Festwerden im Kühlschrank aufbewahren.
3. Vor dem Servieren mit frischen Beeren belegen.

<u>**Nährwert**</u>:

- Omega-3-Fettsäuren, Antioxidantien und Vitamine.
- Geringer Zuckerzusatz.

<u>**Kochzeit**</u>: Erfordert Chili-Anning über Nacht.

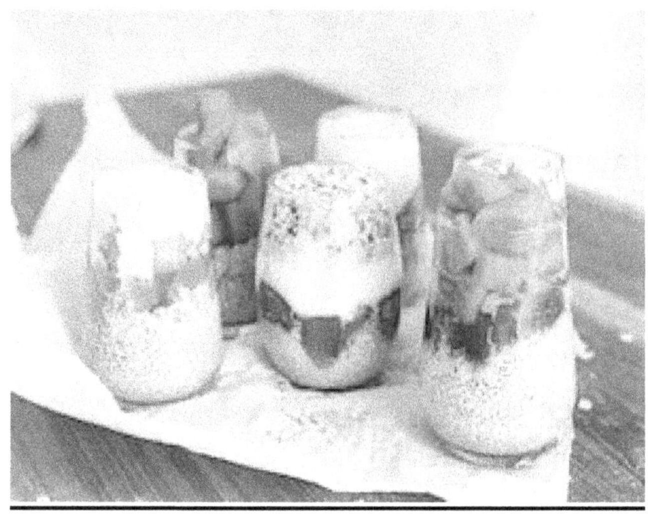

9. Gebackene Pfirsiche mit Mandelstreuseln

<u>Zutaten</u>:

- Reife Pfirsiche
- Mandelmehl
- Zimt
- Ahornsirup

<u>Vorbereitungsmethode</u>:

1. Pfirsiche halbieren, Kerne entfernen.
2. Mandelmehl, Zimt und Ahornsirup mischen.
3. Pfirsichhälften füllen, goldbraun backen.

<u>Nährwert</u>:

- Pfirsiche für Vitamine, Mandeln für gesunde Fette.
- Minimal zugesetzter Zucker.

<u>Kochzeit</u>:

Fertig in 25 Minuten.

10. Minz-Schokoladen-Avocado-Eis am Stiel

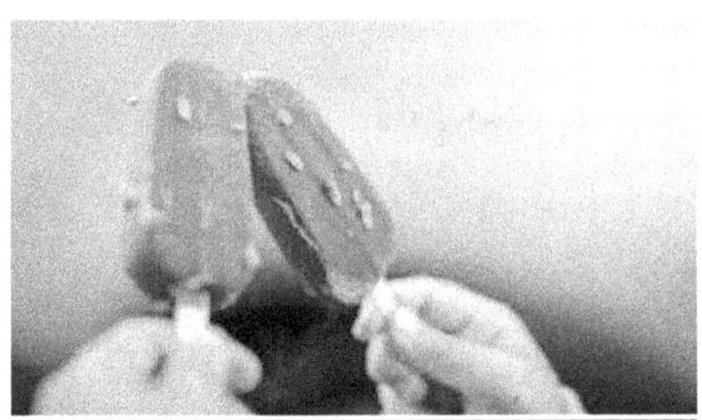

<u>Zutaten</u>:
- Reife Avocados
- Kakaopulver
- Minzblätter
- Kokosmilch

<u>Vorbereitungsmethode</u>:
- Avocados, Kakaopulver, Minze und Kokosmilch vermischen.
- In Eis am Stielformen füllen und einfrieren.

<u>Nährwert</u>:
- Gesunde Fette, Antioxidantien und erfrischende Minze.
- Natürlich gesüßt.

<u>Kochzeit:</u> 4 Stunden einfrieren.

Kapitel 9

Essensplanung und -vorbereitung

Tipps für eine effektive Planung

1. Erkennen Sie Ihren Zeitplan

(ich)Um Mahlzeiten in Ihren Lebensstil zu integrieren, denken Sie über Ihre regelmäßigen Gewohnheiten nach.

(ii) Wählen Sie an Tagen, an denen Sie beschäftigt sind, einfachere Mahlzeiten.

2. Essen in großen Mengen zubereiten

(i) Kochen Sie Lebensmittel in großen Mengen, um beim Zusammenstellen der Mahlzeiten Zeit zu sparen.

(ii) Reste einfrieren, damit sie später leicht zugänglich sind.

3. Verschiedene Nährstoffquellen

(i) Stellen Sie sicher, dass Ihre Lebensmittelauswahl abwechslungsreich ist, um eine ausgewogene Ernährung zu gewährleisten.
(ii) Untersuchen Sie viele Möglichkeiten für Gemüse, Vollkornprodukte und Proteine.

4. Portionskontrolle

(i) Berücksichtigen Sie die Portionsverhältnisse, um eine gesunde Ernährung sicherzustellen.
(ii) Um Mahlzeiten größer erscheinen zu lassen, verwenden Sie kleinere Gerichte.

5. Lokale und saisonale Aromen

(i) Für maximalen Geschmack und Nährwert verwenden Sie saisonales, frisches Gemüse.
(ii) Förderung regionaler Marktplätze als nachhaltige Strategie.

6. Kluger Einkauf

(i) Erstellen Sie eine ausführliche Einkaufsliste entsprechend Ihrem Essensplan.
(ii) Unterlassen Sie voreilige Einkäufe, indem Sie Ihrer Liste folgen.

7. Techniken zur Zubereitung von Mahlzeiten

(i) Nehmen Sie sich Zeit zum Schneiden, Marinieren und Dämpfen von Speisen.

(ii) Nutzen Sie die Vorratsbehälter für einen bequemen Zugriff die ganze Woche über.

8. Anpassbare Rezepte

(i) Wählen Sie Rezepte aus, bei denen Sie die Zutaten austauschen können.

(ii) Passen Sie an, was Ihren Bedürfnissen entspricht oder zugänglich ist.

9. Hilfe bei der Technologie

(i) Sehen Sie sich Anwendungen zur Essensplanung an, um sich inspirieren und organisieren zu lassen.

(ii) Machen Sie sich Notizen darüber, wann Sie einkaufen gehen und wann Sie kochen sollten.

10. Partner in Sachen Verantwortung

(i) Um sich gegenseitig zu ermutigen, teilen Sie Ihren Essensplan mit Freunden und Familie.

(ii) Die Teilnahme an Online-Foren kann eine großartige Möglichkeit sein, Rezepte auszutauschen und sich zu motivieren.

Kochtechniken für die Gesundheit beherrschen

Das Erlernen des Kochens ist für die Einhaltung der Glucose-Revolution-Diät von entscheidender Bedeutung, da es Ihnen dabei hilft, einen gesünderen Lebensstil zu führen, indem sichergestellt wird, dass Geschmack und Nährstoffe in jedem Gericht ausgewogen sind. Hier ist ein kurzer Überblick über einige wichtige Ideen:

1. Achtsame Zutatenauswahl:

(ich)Entscheiden Sie sich für frische, vollwertige Zutaten, die reich an Nährstoffen sind.

(ii) Wählen Sie mageres Eiweiß, Vollkornprodukte und viel buntes Gemüse.

2. Gesunde Kochmethoden:

(ich)Nutzen Sie Methoden wie Dämpfen, Backen und Grillen, um den Nährwert zu bewahren.

(ii) Minimieren Sie das Braten und entscheiden Sie sich für Speiseöle mit hohem Rauchpunkt.

3. Ausgewogene Aromen ohne Einbußen bei der Gesundheit:

(i) Experimentieren Sie mit Kräutern, Gewürzen und natürlichen Geschmacksverstärkern anstelle von übermäßigem Salz oder Zucker.

(ii) Lernen Sie, den inhärenten Geschmack hochwertiger Zutaten zu schätzen.

4. Portionskontrolle und Präsentation:

(ich)Achten Sie beim Portionieren darauf, dass Sie nicht zu viel essen.

(ii) Werten Sie Ihre Mahlzeiten optisch auf, um ein zufriedenstellenderes Speiseerlebnis zu erzielen.

5. Einbeziehung nährstoffreicher Superfoods:

(ich)Integrieren Sie Superfoods, die für ihre gesundheitlichen Vorteile bekannt sind, in verschiedene Gerichte.

(ii) Experimentieren Sie mit Zutaten wie Quinoa, Chiasamen und Blattgemüse, um den Nährwert zu erhöhen.

6. Anpassung traditioneller Rezepte:

(ich)Modifizieren Sie traditionelle Rezepte, um sie an die Prinzipien der Glucose Revolution anzupassen.

(ii) Ersetzen Sie raffinierte Zutaten durch gesündere Alternativen, ohne den Geschmack zu beeinträchtigen.

7. Zubereitungstechniken für maximale Nährstoffretention:

(ich)Minimieren Sie das Überkochen, um die Nährstoffintegrität der Lebensmittel zu erhalten.

(ii) Erwägen Sie das Blanchieren oder leichte Anbraten, um Vitamine und Mineralien zu bewahren.

8. Experimentieren mit pflanzlicher Küche:

(ich)Entdecken Sie die Vielseitigkeit der pflanzlichen Küche.

(ii) Integrieren Sie eine Vielzahl pflanzlicher Proteine für eine ausgewogene, gesundheitsbewusste Ernährung.

9. Effiziente Essenszubereitung für einen geschäftigen Lebensstil:

(ich)Entwickeln Sie zeitsparende Strategien für die Essenszubereitung, um die Konsistenz zu gewährleisten.

(ii) Priorisieren Sie Rezepte, die sowohl nahrhaft als auch einfach im Voraus zuzubereiten sind.

Kapitel 10

Anpassung an Ihren Lebensstil

Übungsintegration

Ein wichtiger Bestandteil des Glucose Revolution-Lebensstils ist häufige körperliche Bewegung, die die Vorteile der Diät verstärkt. In diesem Abschnitt wird der symbiotische Zusammenhang zwischen Blutzuckerregulierung und Bewegung untersucht.

A. Übungsarten

1. Krafttraining: Muskulatur entwickeln
2. Aerobe Ausdaueraktivitäten: Verbesserung der kardiovaskulären Gesundheit
3. Anpassungsfähigkeitsaktivitäten: Erweitern Sie Ihren Bewegungsbereich

B. Zeit ist wichtig

1. Übungen vor den Mahlzeiten: Glukose als Energie nutzen
2. Aktivitäten nach dem Essen: Umgang mit Blutzuckererhöhungen

C. Schneiderübungen

1. Anpassen des Trainings an das individuelle Fitnessniveau, einschließlich angenehmer körperlicher Aktivitäten

D. Bedeutung der Konsistenz

1. Erstellen eines Zeitplans für langfristige Erfolge: Hindernisse für konsequentes Training überwinden

E. Expertenrat

1. Lassen Sie sich von Gesundheitsdienstleistern beraten, bevor Sie mit Fitnessexperten zusammenarbeiten, um individuelle Pläne zu erstellen

Stressbewältigung

Obwohl Stress immer ein Teil des Lebens sein wird, ist eine gute Stressbewältigung für das allgemeine Wohlbefinden unerlässlich. Die schädlichen Auswirkungen von Stress können durch die Implementierung praktikabler Lösungen erheblich reduziert werden.**Dies ist eine Kurzreferenz**:

1. Techniken zur Entspannung und Achtsamkeit:

- Machen Sie tiefe Atemübungen.
- Nehmen Sie geführte Bilder oder Meditation auf.
- Berücksichtigen Sie eine allmähliche Entspannung der Muskulatur.

2. Übung:

- Regelmäßige Bewegung erleichtert den Abbau von Stress.
- Um konsequent zu sein, wählen Sie etwas aus, das Sie gerne tun.

- Sport steigert die Stimmung, indem er die Ausschüttung von Endorphinen fördert.

3. Gute Lebenspraktiken:

- Machen Sie ausreichend Schlaf zu einer Priorität für die kognitive Belastbarkeit.
- Achten Sie auf eine ausgewogene Ernährung mit vielen gesunden Lebensmitteln.
- Konsumieren Sie weniger Alkohol und Kaffee, da diese Substanzen den Stress verschlimmern könnten.

4. Effektives Zeitmanagement:

- Setzen Sie Prioritäten für Ihre Projekte und teilen Sie sie in machbare Abschnitte auf.
- Wenn es darauf ankommt, lernen Sie, Nein zu sagen und zu delegieren.
- Planen Sie häufige Pausen ein, um ein Burnout zu vermeiden.

5. Sozialhilfe:

- Fördern Sie die Kommunikation mit Ihren Lieben.
- Teilen Sie Ihre Gedanken und Gefühle einem zuverlässigen Vertrauten mit.
- Stellen Sie sicher, dass Sie ein robustes Hilfsgerät in Ihrer Nähe haben.

6. Positivität in Gedanken und Perspektive:

- Entwickeln Sie eine Haltung der Dankbarkeit, indem Sie jeden Tag schreiben.
- Achten Sie mehr auf das, was Sie kontrollieren können, als auf das, was Sie nicht kontrollieren können.
- Seien Sie belastbar und sehen Sie Hindernisse als Chance für die persönliche Weiterentwicklung.

7. Freizeit und Interessen:

- Nehmen Sie an angenehmen und wohltuenden Aktivitäten teil.
- Nehmen Sie Aktivitäten auf, um sich zu entspannen und sich neu zu konzentrieren.

- Machen Sie Pausen und genießen Sie Ihre freie Zeit.

8. <u>Expertenunterstützung:</u>

- Wenn Sie der Stress überwältigt, holen Sie sich fachkundige Hilfe.
- Denken Sie bei Bewältigungsmechanismen über eine Behandlung oder Beratung nach.
- Bedenken hinsichtlich der Arbeitsbelastung sollten offen mit den Vorgesetzten besprochen werden.

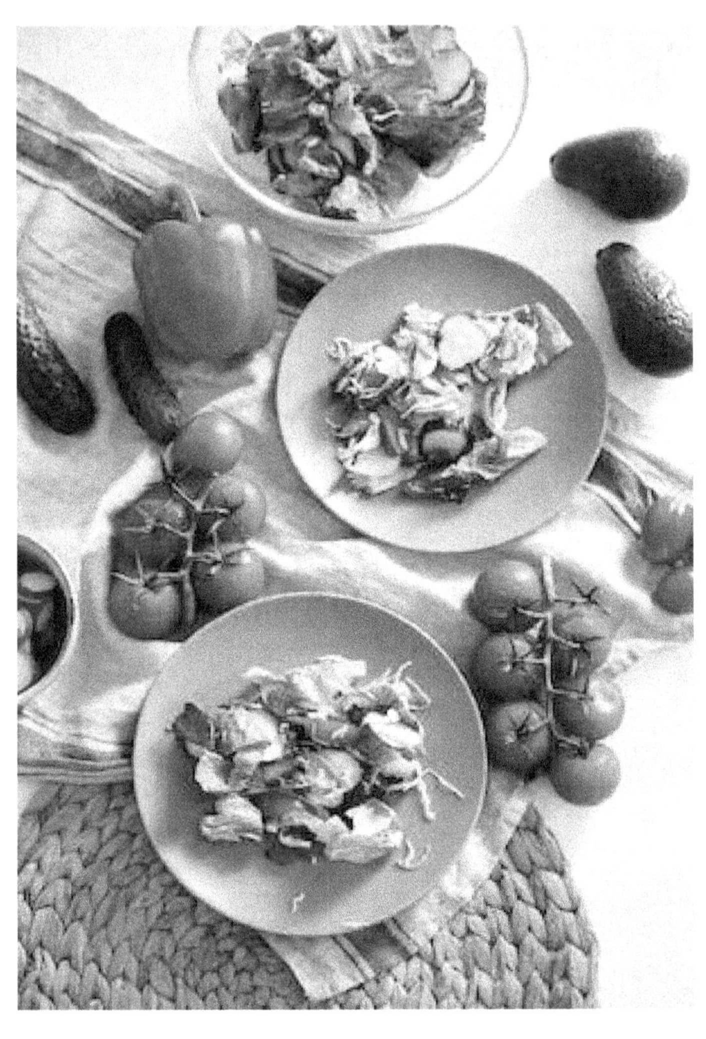

Kapitel 11

Häufig gestellte Fragen

Was ist die Glukose-Revolution und warum ist sie wichtig?
Erforschung der Bedeutung der Blutzuckerkontrolle für die allgemeine Gesundheit.

Q. Wie wirken sich der glykämische Index und die glykämische Last auf meine Ernährung aus?
Jahre. Verstehen Sie die Wissenschaft hinter diesen Schlüsselkonzepten der Blutzuckerkontrolle.

Q. Was sind die wesentlichen Nährstoffe für eine glukosefreundliche Ernährung?
Jahre. Kurzer Überblick über das Gleichgewicht von Proteinen, Fetten und Kohlenhydraten sowie die Rolle von Mikronährstoffen.

Q. Können Sie Beispiele für energiespendende Glucose-Revolution-Frühstücke nennen?

Jahre. Verschiedene Frühstücksoptionen, abgestimmt auf einen stabilen Blutzuckerspiegel.

Q. Welche Ideen für ein ausgewogenes Mittagessen gibt es in der Glucose-Revolution-Diät?

Jahre. Schnelle und nährstoffreiche Mittagsvorschläge für ein sättigendes Mittagessen.

Q. Gibt es spezielle Abendessenrezepte für die Blutzuckerstabilität?

Jahre. Nährende Abendessenoptionen, um den Blutzuckerspiegel den ganzen Abend über aufrechtzuerhalten.

Q. Welche sinnvollen Snacks gibt es bei dieser Diät?

Jahre. Schnelle und gesunde Snacks, die Sie zwischen den Mahlzeiten mit Energie versorgen.

Q. Gibt es im Glucose Revolution Cookbook Optionen für Desserts, bei denen Sie kein schlechtes Gewissen haben?

Jahre. Ja, Dessertrezepte, die das Verlangen nach Süßem stillen, ohne die Blutzuckerkontrolle zu beeinträchtigen.

Q. Wie kann ich Mahlzeiten für die Glucose-Revolution-Diät effektiv planen?

Jahre. Tipps zur Planung und Zubereitung von Mahlzeiten, die den Grundsätzen der Ernährung entsprechen.

Q. Welche Übungen ergänzen die Glucose-Revolution-Diät für optimale Ergebnisse?

Jahre. Durch die Einbeziehung körperlicher Aktivität wird die Wirksamkeit der Diät gesteigert.

Q. Wie trägt Stressmanagement zur Blutzuckerkontrolle bei?

Jahre. Erforschung des Zusammenhangs zwischen Stressreduzierung und der Aufrechterhaltung eines stabilen Blutzuckerspiegels.

Q. **Wie kann ich meine Fortschritte bei der Glucose-Revolution-Diät überwachen?**

Jahre. Tipps zum Verfolgen und Feiern von Erfolgen bei der Einführung eines gesünderen Lebensstils.

Q. **Kann ich die Glucose-Revolution-Diät an meine Ernährungsvorlieben oder - einschränkungen anpassen?**

Jahre. Anleitung zur Anpassung der Ernährung an verschiedene Ernährungsbedürfnisse bei gleichzeitiger Konzentration auf die Blutzuckerkontrolle.

Q. **Gibt es spezielle Kochtechniken, die für die Glucose-Revolution-Diät empfohlen werden?**

Jahre. Erforschung von Kochmethoden, die die Ernährungsintegrität bewahren und die Ziele der Diät unterstützen.

Q. Wie lange dauert es, bis sich bei dieser Diät spürbare Veränderungen des Blutzuckerspiegels bemerkbar machen?

Jahre. Verständnis des Zeitplans für potenzielle Verbesserungen und Faktoren, die die individuellen Ergebnisse beeinflussen.

Auf allgemeine Bedenken eingehen X.

1. „Ist die Glucose-Revolution-Diät für meinen Alltag geeignet?"

Ja, ich schaue mir flexible Essensoptionen und Ratschläge zum Zeitmanagement an.

2. „Kann ich trotz dieser Diät immer noch schmackhafte Mahlzeiten genießen?"

Aufschlussreiche köstliche Gerichte, bei denen Gesundheit und Geschmack an erster Stelle stehen.

3. „Wie gehe ich verantwortungsvoll mit Heißhunger und Snacks um?"
Einführung achtsamer Esstechniken und cleverer Snackauswahl.

4. „Ist es schwierig, Substanzen für die Glucose-Revolution-Diät zu finden?"
Beratung zu leicht verfügbaren und gesunden Komponenten.

5. „Was ist, wenn ich diätetische Einschränkungen oder Vorlieben habe?"
Bereitstellung von Anpassungen und Ersatzstoffen für eine Reihe von Ernährungsbedürfnissen.

6. „Wird diese Diät die Gewichtskontrollziele unterstützen?"
Auseinandersetzung mit den Auswirkungen der Diät auf das Gewicht und erfolgreiche Taktiken

7. „Kann ich mit dieser Diät den ganzen Tag über mein Energieniveau aufrechterhalten?"
Der Schwerpunkt liegt auf nährstoffreichen Mahlzeiten für lang anhaltende Energie.

8. „Wie gehe ich mit sozialen Situationen und dem Essen auswärts um?"
Ratschläge geben, wie man die Ernährung beibehält und gleichzeitig soziale Situationen bewältigt.

9. „Welche Rolle spielt Bewegung innerhalb der Glucose-Revolution-Diät?"
Beschreiben, wie Ernährung und Bewegung zusammenwirken.

Abschluss

Stellen Sie sich zum Abschluss Ihrer Reise durch das Glucose Revolution Diät-Kochbuch ein Leben vor, in dem Ihre Beziehung zu Lebensmitteln nicht nur gesundheitsbewusst, sondern auch zutiefst befriedigend ist. Dieser transformative Leitfaden befähigt Sie, das immense Potenzial eines glukosefreundlichen Lebensstils zu nutzen.

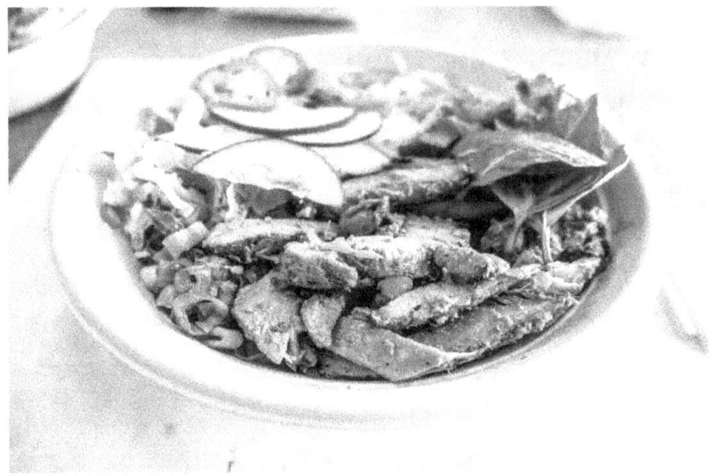

Stellen Sie sich Sarah vor, eine engagierte Leserin wie Sie, die sich auf diese Reise begeben hat. Sie kämpfte mit schwankenden Blutzuckerwerten und sehnte sich nach schmackhaften Mahlzeiten und fand in diesen Seiten Trost.

Durch die köstlichen Rezepte und praktischen Tipps erreichte Sarah nicht nur einen stabilen Blutzuckerspiegel, sondern entdeckte auch ein neues Lebensgefühl.

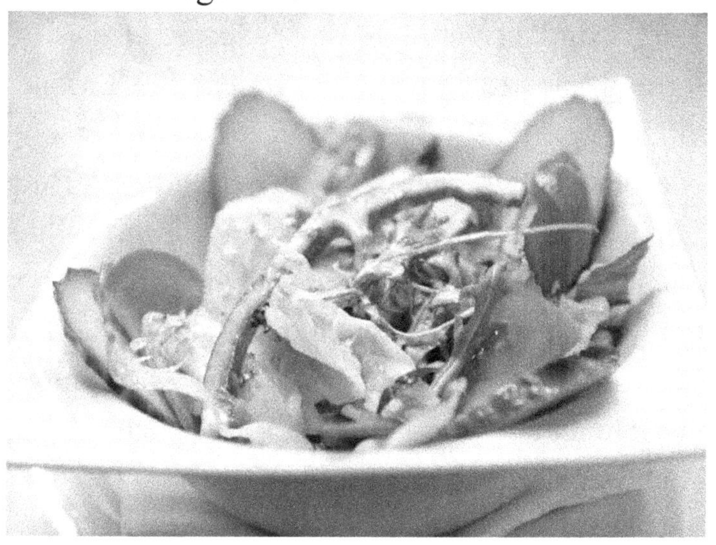

Dieses Buch geht über den Bereich bloßer Rezepte hinaus; Es wird zu einem vertrauenswürdigen Begleiter auf Ihrem Weg zu optimaler Gesundheit. Egal, ob Sie Ihr Gewicht kontrollieren, Heißhungerattacken unterdrücken oder einfach einen achtsameren Umgang mit Lebensmitteln anstreben, das Glucose

Revolution Diät-Kochbuch ist Ihr Weg zum Erfolg.

Durch die Einbeziehung der darin enthaltenen Prinzipien führen Sie nicht nur eine Diät durch; Sie leben einen Lebensstil, der von Vitalität und Wohlbefinden geprägt ist. Jede Seite ist ein Sprungbrett zu einem gesünderen Menschen voller Energie, Widerstandskraft und der Freude, jeden Bissen zu genießen. Wenn Sie dieses Buch schließen, markieren Sie es als den Beginn Ihrer eigenen Erfolgsgeschichte, in der Gesundheit und Glück nahtlos ineinander übergehen. Ihre Reise erwartet Sie und das Glucose Revolution Diät-Kochbuch ist Ihr Schlüssel zu einem lebendigen und erfüllten Leben.

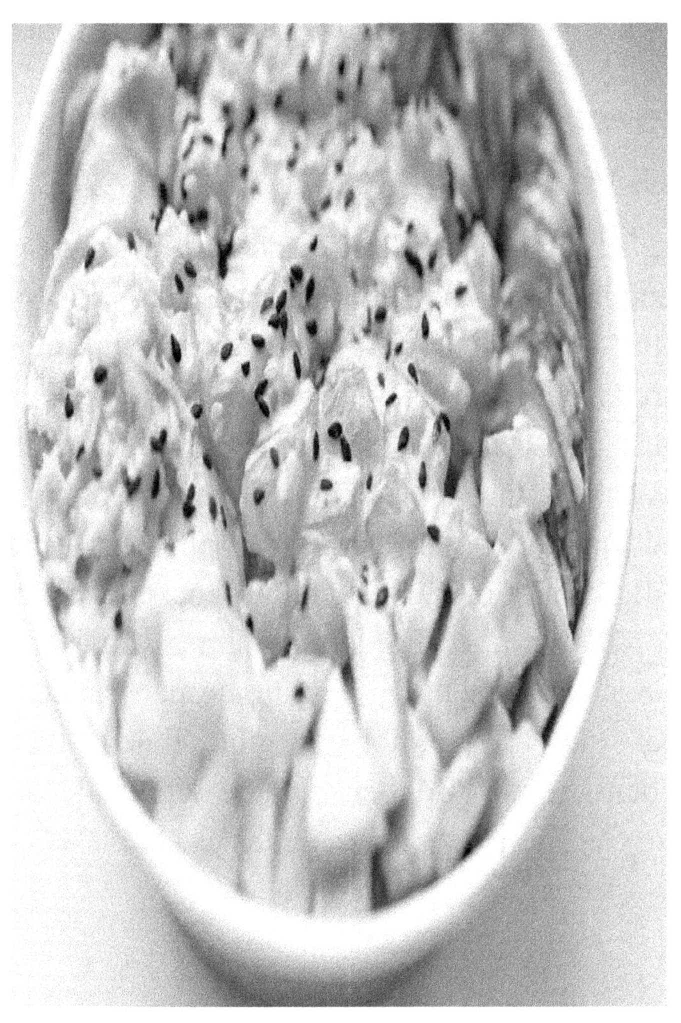

Einen gesünderen, glukosefreundlicheren Lebensstil anstreben.

Die Einführung eines gesünderen, glykämisch-freundlichen Lebensstils bedeutet, dass Sie sich dafür einsetzen, Ihr Wohlbefinden durch durchdachte Entscheidungen zu fördern. Es ist eine Reise, die durch eine durchdachte Essensplanung, eine ausgewogene Ernährung und ein tiefes Verständnis der physiologischen Wirkungen von Lebensmitteln gekennzeichnet ist. Durch die Förderung eines konstanten Blutzuckerspiegels und kontinuierlicher Energie über den Tag hinweg gibt Ihnen dieser Lebensstil die Möglichkeit, die Kontrolle über Ihre Gesundheit zu übernehmen.

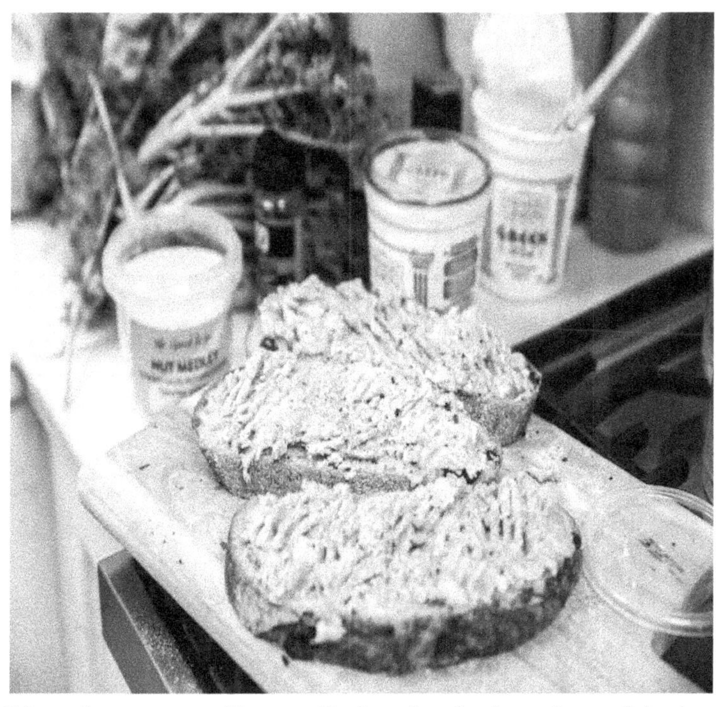

Sie können Ihre Belastbarkeit, langfristige Gesundheit und Energie verbessern, indem Sie kleine, aber sinnvolle Anpassungen vornehmen. Es ist nicht einfach eine Diät; Vielmehr ist es eine Lebensweise, bei der Spaß und Nahrung an erster Stelle stehen und eine positive Verbindung zum Essen entsteht. Wenn Sie diesen Weg der Transformation beschreiten, genießen Sie die Fahrt, ernähren Sie sich gesund und erfreuen Sie sich an den großen Veränderungen, die in Ihrem

Leben stattfinden. Akzeptieren Sie die Schönheit einer glukosearmen Ernährung. Eine Reise zum Wohlbefinden, eine köstliche Wahl nach der anderen.

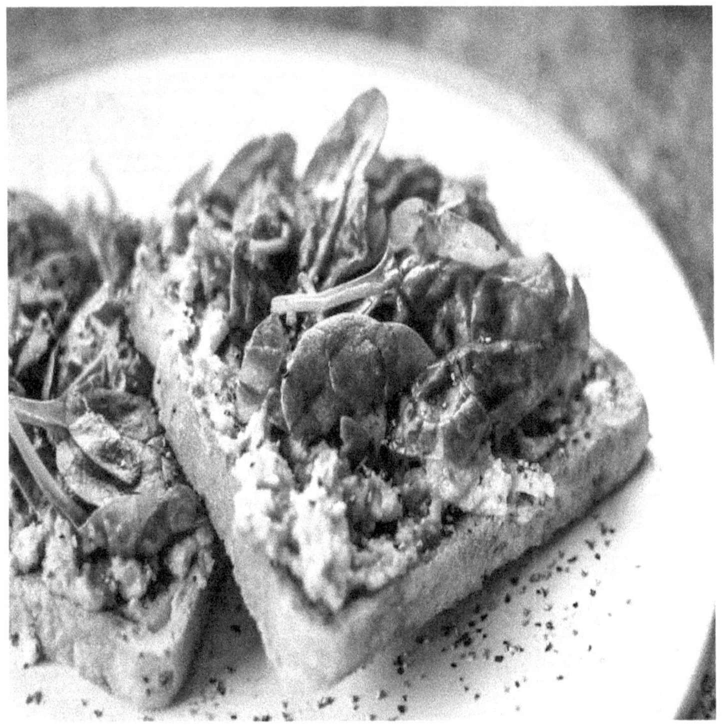

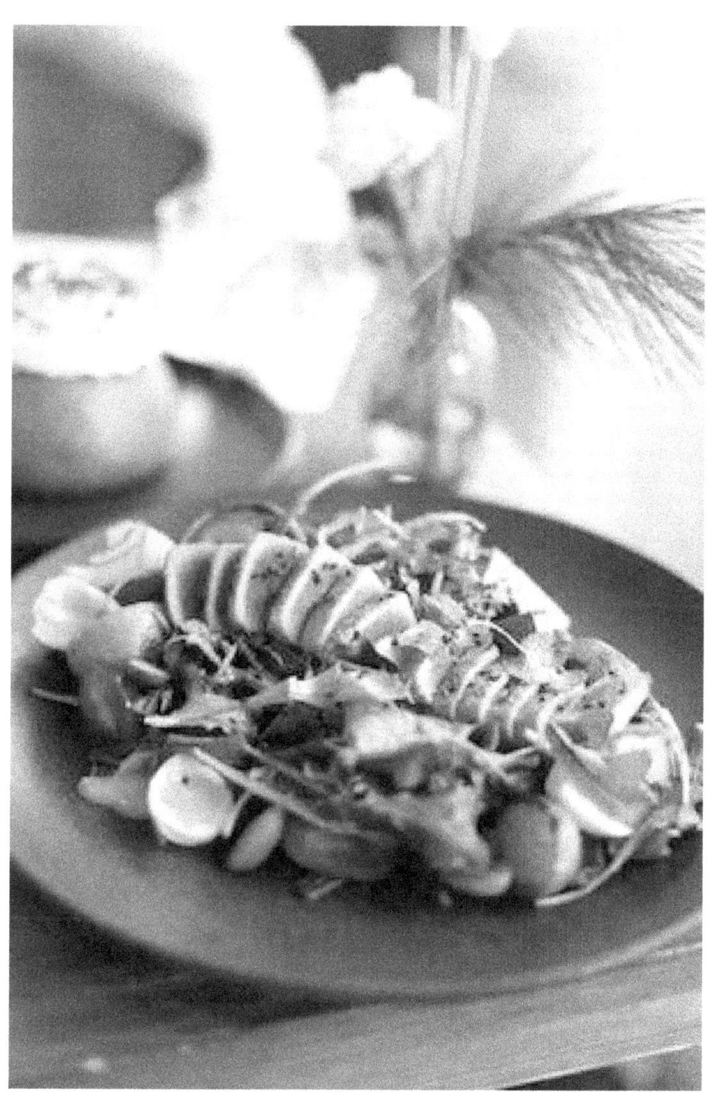